ANETTE DRÖGE
FÜHLEN IST GESUND

fischer & gann

ANETTE DRÖGE

FÜHLEN
IST
GESUND

**HEILUNG
DURCH DIE BALANCE VON KÖRPER,
SEELE UND IMMUNSYSTEM**

fischer & gann

Bibliografische Information der Deutschen Nationalbibliothek:
Die Deutsche Nationalbibliothek verzeichnet diese Publikation
in der Deutschen Nationalbibliografie; detaillierte bibliografische Daten
sind im Internet über http://dnb.d-nb.de abrufbar.

© Verlag Fischer & Gann in Kamphausen Media GmbH, Bielefeld 2019, Munderfing
Umschlaggestaltung | Layout: Gesine Beran, Turin, Italy
Umschlagmotiv: © shutterstock | enterphoto
Satz: Pagina GmbH, Tübingen
Gesamtherstellung | Druck: Aumayer Druck + Verlag Ges.m.b.H. & Co KG, Munderfing
Printed in The European Union

ISBN 978-3-903072-82-4
ISBN E-Book 978-3-903072-83-1
www.fischerundgann.com

INHALTSVERZEICHNIS

VORWORT

Wir leben in einer Welt, in der Gefühle immer noch mit einigem Misstrauen betrachtet werden, da wir der Vernunft den Vorrang geben. Die sehr zahlreichen Studien der Neurowissenschaften, der Mind-Body-Medizin und der Psycho-Neuro-Immunologie zeigen jedoch deutlich, dass wir uns mit der Nichtbeachtung und Verdrängung unserer Gefühle keinen Gefallen tun und auch nicht zufriedener, leistungsfähiger oder ruhiger werden. Im Gegenteil.

Anette Dröge erlebt jeden Tag in ihrer Fachpraxis für Psychosomatik, wie sehr wir jedes unserer Gefühle verkörpern und wie die nicht gelebten und verdrängten Gefühle sich auf die Grundspannung unseres Körpers (den Tonus) und auf unsere seelische Befindlichkeit auswirken. Viele der psychosomatischen Beschwerden und Krankheitsbilder lassen sich darauf zurückführen, dass uns leider nie jemand beigebracht hat, wie wir gut mit unseren Gefühlen umgehen können – und so wird unsere Gesellschaft auch immer kränker.

Unsere Gefühle drücken aus, was wir fühlen, und dieses Fühlen geschieht in unserem Körper. Wenn wir bedrückt sind, erfahren wir Enge, bei Trauer Schwere und Niedergeschlagenheit. Bei Freude fühlen wir uns leicht und wenn wir uns verlieben, verwandelt sich – bedingt durch die berühmte rosarote Brille – sogar die Art und Weise, wie wir die Welt sehen.

Wenn wir nicht fühlen wollen, verlieren wir die Beziehung zu unserem Körper. Wenn wir ihn nicht in seiner Anspannung, seiner Unruhe, seinem Schmerz fühlen wollen, dann hört er nach und nach auf, sich zu melden – und das nicht nur bildlich gesprochen. Tatsächlich werden die Bereiche unseres Gehirns, die zuständig dafür sind, uns immer Auskunft zu geben über alle Details unseres Befindens, allmählich deaktiviert und verstummen regelrecht.

Wenn wir dann noch permanent im Stress sind, meinen wir, keine Zeit zu haben, um uns um unseren Körper kümmern zu können. Stattdessen widmen wir uns unseren Problemen und Sorgen und bald ist unser Kopf so voll davon, dass Signale aus dem Körper nicht mehr ins Bewusstsein dringen können.

Es klingt dramatisch und es ist dramatisch: Wir entfremden uns von uns selbst – wir werden uns selbst fremd, wenn wir uns nicht mehr spüren.

Viele der Menschen, die unter Stress leiden, kennen dann nur einen Weg: die Reize verstärken. Sie trainieren härter, fahren schneller Rad, laufen Marathon, machen Hot Yoga oder schwimmen wie Kampfmaschinen. Dabei brauchen sie das Gegenteil – die Rückkehr zum Langsamen, Feinen und Leichten. Was sie wirklich brauchen, ist das Einüben von Achtsamkeit, von Selbstwahrnehmung und von Einfühlungsvermögen.

Aber wie soll das gehen? Wo lernt man solche Fähigkeiten?

Genau diese Fragestellung beschäftigt auch Anette Dröge, wenn sie – wie sie berichtet – in ihrer Praxis die Not ihrer Patientinnen und Patienten bemerkt, Zugang zu ihren Gefühlen und damit zu ihrem innersten Sein zu finden.

Das Buch »Fühlen ist gesund – Heilung durch die Balance von Körper, Seele und Immunsystem« hilft uns zunächst zu verstehen, was alles in unserem Inneren, diesem unbekannten Kontinent, vorgeht. Wie werfen einen »Blick hinter die Kulissen von Körper, Seele und Immunsystem« und werden eingeführt in die Forschungen der Psycho-Neuro-Immunologie.

Wir lernen zu erkennen, dass die Mechanismen, durch die wir uns selber immer wieder Stress erzeugen – unsere »inneren Antreiber« –, oft auf der Grundlage familiärer Werte entstehen, z .B. dass man nur dann geschätzt wird, wenn man immer, ohne je aufzubegehren, funktioniert.

Wir lernen, dass »nicht fühlen« in vielen Fällen ein lebenswichtiger Selbstschutzmechanismus ist, und können erkennen, ob er uns auch heute, unter den jetzigen Umständen, noch so sehr nützt oder vielmehr im gleichen Maße schadet.

Wir lernen umzudenken! Weil in sich gehen und sich selbst spüren der einzige Weg ist, der ermöglicht, dass wir erkennen können, was uns guttut und was uns schadet. Unterstützt durch das Erforschen und Erkennen unserer inneren Welt beginnen wir, selbstwirksam zu werden und besser für unsere Heilung und Gesunderhaltung sorgen zu können.

Dieses Erforschen und Erkennen wird unterstützt durch die Ausführungen über »Die seelische Bedeutung von Organen und Krankheiten« und »Symptome verstehen und Gefühle aus der Versenkung holen«. Gerade in diesen beiden Kapiteln wird die große Erfahrung Anette Dröges deutlich, aber auch ihr Einfühlungsvermögen, ihre Intuition und vor allem ihr großes Mitgefühl für das Leiden der Menschen, die sie aufsuchen. Aus ihrer therapeutischen Arbeit weiß sie auch, dass sich die Ursachen dieses Leidens fast immer aufdecken lassen und dass unser Gehirn und Nervensystem bis in das hohe Alter über eine erstaunliche Plastizität verfügen, sodass wir immer wieder neues, heilsameres Denken, Fühlen, Verhalten und Handeln lernen können.

Anette Dröge schenkt uns Leserinnen und Lesern dazu viele praktische Übungen, die uns wieder zu uns selbst führen und uns neue Perspektiven eröffnen. Sie fördern den bewussten und aktiven Umgang mit unseren Gefühlen und helfen uns, diese als unseren wahren Reichtum zu erfahren und schätzen zu lernen.

Möge ihr wundervolles Buch vielen Menschen eine Hilfe sein, zu sich zu finden und ihre Gefühle in einer förderlichen und heilsamen Weise zu leben.

Anna Trökes
Berlin, im Juni 2019

1. TEIL

EINFÜHRUNG:
LEBENDIGE GEFÜHLE – GESUNDE GRENZEN

Gefühle gehören zu unserer körperlich-seelischen Grundausstattung. Obwohl sie uns oft gar nicht bewusst sind, sind sie doch immer da. Sie sind, in einem gewissen Sinn, unsere Verbindung zur Umwelt. Sie stellen die Verknüpfung zwischen unserem Inneren, unserer Seele, unserem Körper und der Umgebung her. Gefühle bringen uns im besten Falle sicher, gesund und glücklich durch den Tag.

Es macht einen himmelweiten Unterschied in unserem Leben, ob wir vor unseren Gefühlen – ganz besonders den unliebsamen – davonlaufen, indem wir sie verdrängen und uns ablenken, oder uns ihnen bewusst und wohlwollend zuwenden. Ungelöste Probleme und Gefühle verfolgen uns, schlimmstenfalls ein ganzes Leben lang. Wenn wir sie allerdings willkommen heißen und annehmen, können sie sich auflösen und lassen uns als Menschen innerlich reifen.

Gefühle sind untrennbar mit unserer Lebensqualität verbunden. Im Einklang mit unseren Gefühlen erleben wir Höhen und Tiefen, unser Leben ist bunt und lebendig. Wir können uns auf unsere Gefühle verlassen. Wir können eine Situation besser einordnen, uns einlassen und genießen oder uns früher abgrenzen und gehen, bevor es brenzlig wird. Wir sind in unserem Leben ständig auf unsere Wahrnehmung und Einschätzung von Situationen angewiesen. Wir können, unserem Bauchgefühl folgend, die richtigen Entscheidungen treffen – sei es beispielsweise um den richtigen Job zu finden oder einen guten Umgang mit uns wichtigen Menschen zu pflegen.

Doch das ist alles gar nicht so einfach. Zweifelsohne leben wir in einer Zeit, in der der allgemeine Stresspegel sehr hoch ist und wir oft das Gefühl haben, funktionieren zu müssen. Die Folgen sind innerlicher Druck und für viele Menschen eine Nun-reiß-dich-mal-zusammen-Haltung. Wir reißen uns also zusammen und fangen an, über unsere gesunden Grenzen hinauszugehen. Wir »stehen stramm«, obwohl wir müde sind, und bekommen vermutlich Probleme im Schulter-Nacken-Bereich, Rückenschmerzen oder Knieprobleme. Dann werden wir innerlich wütend, dürfen das aber nicht ausdrücken, um keinen Ärger zu bekommen. Deshalb unterdrücken wir das Wutgefühl und es taucht einige Zeit später z. B. als Nebenhöhlenentzündung wieder auf. Einhergehend mit den psychischen Belastungen der heutigen Zeit treten auch körperliche Schmerzmuster vermehrt auf. Aber warum ist das so?

Dank der bahnbrechenden Forschungsergebnisse der Psychoneuroimmunologie, kurz PNI genannt, wissen wir heute, wie diese Krankheiten, die sich aus der Psyche entwickeln – auch psychosomatische Krankheiten genannt – entstehen.

Forscher entdeckten biochemische Boten- und Signalstoffe, die als Mittler zwischen Körper, Seele und Immunsystem fungieren. Und so sind wir heute sicher: Gefühle beginnen im Gehirn. Dort lösen sie biochemische Kaskaden aus und steuern viel stärker unser Wohlbefinden und unsere Gesundheit, als wir das bisher angenommen haben. Krankheit entsteht in dem Moment, wo es zu einer wiederholten und dauerhaften biochemischen Stressreaktion im Körper kommt.

Doch es gibt nicht nur den »negativen« Zusammenhang: Die Forschung der Psychoneuroimmunologie hat ebenfalls unmissverständlich gezeigt, dass positive Gefühle wie Glück, Hoffnung, Zufriedenheit und Selbstwirksamkeit das Immunsystem stärken. Negative Gefühle wie Angst, Sorgen, Kummer und Selbstzweifel führen hingegen zu einer nachweislichen Verminderung der Immunzellen. In diesem Wissen stecken Chancen auf tiefgreifende Heilung.

In Einzelfallstudien zeigte sich, dass nicht nur negative Gefühle, sondern auch das Unterdrücken sowie die Unfähigkeit, Gefühle auszudrücken, krank machen können oder eine Genesung erschweren. Studien mit Krebspatienten machten beispielsweise deutlich, dass diejenigen Patienten, die in der Lage waren, ihre negativen Emotionen zu artikulieren, nachweislich schneller gesund wurden und eine längere Lebensdauer erreichten als solche, denen es schwerfiel, sich mit ihren Gefühlen auseinanderzusetzen (Zänker 1991).

· Mit diesem Buch möchte ich deshalb einen neuen, positiven und wohlwollenden Ansatz vorstellen, wie wir mit unseren körperlichen Symptomen und Gefühlen im Alltag gesünder umgehen können. Es ist mir ein wichtiges Anliegen, die oft anerzogene, über Jahre oder Jahrzehnte trainierte Angst vor unserem Inneren aufzulösen. Ich möchte meine Leserinnen und Leser einladen, sich auf eine ganz neue, wohltuende und wertfreie Weise mit ihrem Inneren und ihren Symptomen zu beschäftigen.

Diese neue Sichtweise führt uns auch über die bisherige Deutung von Symptomen hinaus: Wir haben jetzt ganz andere Möglichkeiten, eine Krankheit und ihre Entstehungsgeschichte wirklich zu verstehen. Umfassender, ganzheitlicher, lebensbejahender! Wenn wir eine Krankheit »nur« deuten, laufen wir sehr häufig Gefahr, die Symptome und die Krankheit zu bewerten und sie verändern zu wollen. Dadurch entstehen unter Umständen zusätzlich innerer Druck und Schuldgefühle darüber, etwas falsch gemacht zu haben. Wenn wir aber wirklich wertfrei und unvoreingenommen auf die Beschwerden schauen – so, wie sie sind –, erfahren wir am meisten über uns selbst und den inneren Knoten, der uns krankgemacht hat. Und oft zeigt sich dann auch schon im selben Atemzug die Lösung des Problems.

In diesem Buch habe ich diese wunderbaren und zum Teil sehr komplexen Funktionsmechanismen verständlich aufbereitet, um dich, liebe Leserin und lieber Leser, zu ermutigen, umzudenken. Wenn wir aufhören, gegen uns selbst anzukämpfen, und unsere Gefühle annehmen, wie sie sind, erfahren wir sehr viel über uns selbst und unsere innere Wahrheit. Wir können dann aufhören zu leiden und anfangen, unser Leben so zu gestalten, dass es uns mit Freude und Lebendigkeit erfüllt.

Getreu einer der wichtigsten Erkenntnisse aus der Körperorientierten Psychotherapie:

> »Ein gefühltes Gefühl dauert fünf Minuten, ein nicht gefühltes dauert ein ganzes Leben!«

Im ersten Teil möchte ich nun gemeinsam mit dir einen Blick hinter die Kulissen werfen. Damit du besser verstehst, wie sich Stress, deine erlernten Wertesysteme und alte Verletzungen auf deine Gesundheit auswirken.

Im zweiten, praxisorientierten Teil möchte ich dir ein neues und sehr wohlwollendes Verständnis für die tiefe Wahrhaftigkeit deiner Gefühlswelt eröffnen, um die innere Notwendigkeit für Stress und Konflikte zu reduzieren. Dafür habe ich einige ideale, sehr wirksame Methoden zusammengetragen, die es dir erleichtern, mit deinem Symptom und den dahinter liegenden Gefühlen in Kontakt zu kommen. Um so einen neuen und direkteren Umgang für dich zu entwickeln. Die Methoden haben sich in der Praxis vielfach bewährt und sind im Alltag simpel anzuwenden.

Der dritte Teil des Buchs bietet dir ganz konkrete Unterstützung dabei, dich und deine Beschwerden besser zu verstehen. Ich habe eine Übersicht der seelischen Bedeutung von Organen und Körperteilen mit Selbstheilungsfragen zu dem jeweiligen Thema angefertigt und eine Beschreibung der unterschiedlichen Symptome und deren seelische Bedeutung.

Abschließend stelle ich dir exemplarisch einige Krankheits- oder besser Gesundheitsgeschichten vor, die ich so mit Patienten in meiner Praxis erlebt habe. Hier geht es mir vor allem darum, dir Mut zu machen und den Erkenntnisweg darzustellen, um dich anzuregen, noch genauer auf die leisen Stimmen aus deinem Inneren zu hören.

01 | WIE GEFÜHLE UNSER LEBEN LENKEN KÖNNEN UND SOLLTEN

Unser Körper verfügt über sehr sinnvolle und durchaus belastbare Selbstheilungsmechanismen, die tagtäglich dafür sorgen, dass wir im Gleichgewicht bleiben. Einige benachrichtigen uns zum Beispiel dann, wenn wir etwas trinken oder essen sollten, andere greifen im Konfliktfall ein. Wenn wir Stress bekommen durch z. B. Zeitdruck oder Ärger, wird im Körper Energie mobilisiert, die wir im Sinne unserer biologisch evolutionären Entwicklung für einen anstehenden Kampf oder die Flucht davor brauchen. Wir haben dann im wahrsten Sinne des Wortes das Gefühl, unter Strom zu stehen. Diese Reaktion läuft ganz automatisch ab und hilft uns durch unseren Alltag. Was genau bei der Stressreaktion passiert, beschreibe ich in Kapitel 2.

Wie klug und vorausschauend, wie vollkommen und abgestimmt unser Körper vernetzt ist und alle Bestandteile ineinandergreifen und gesteuert werden, das fasziniert mich immer wieder aufs Neue. Und vor allem: Nichts geht verloren. Gefühle, die im Eifer eines Gefechts verdrängt wurden, tauchen meistens ganz schnell und einfach wieder auf, sodass wir uns ihnen im Nachhinein zuwenden müssen.

In meiner Praxis begegne ich vielen Menschen mit psychosomatischen Krankheiten und Burnout-Syndrom. Als psychosomatische Krankheiten – das Wort setzt sich aus »Psyche« für Seele und »Soma« für Körper zusammen – bezeichnet man Krankheiten, die einen starken seelischen Anteil bzw. Auslöser in ihrer Entstehungsgeschichte haben. Sie entziehen sich den bekannten Behandlungsverfahren und können erst durch die Beschäftigung mit der seelischen Verletzung, die dahintersteckt, kuriert werden. Dabei kann das Symptom in der Regel durch Ort und Art der

Beschwerden wichtige Hinweise zu eben jenen Themen liefern. Aber wir werden nicht nur krank durch emotionale Verletzungen oder Stress, sondern auch durch unseren Lebensstil. Viele meiner Patienten wurden auch deswegen krank, weil sie an einem bestimmten Punkt aufgehört haben, auf ihre Gefühle und ihre Impulse aus dem Inneren zu achten, diese wahr- und ernst zu nehmen.

Nichts fühlen oder Gefühle nicht ernst nehmen

Meistens fängt es harmlos an: Am Anfang einer Krankheitsgeschichte steht meistens eine Phase, in der Menschen beginnen, ihre ganz einfachen und lebenserhaltenden Gefühle bzw. Bedürfnisse wie Hunger, Durst und Toilettengang, begleitet von dem Bedürfnis nach Ruhe, Schlaf, Grenzen, zu ignorieren, um in ihrer jeweiligen Lebenssituation funktionieren zu können. Besonders Dauerstress bringt langfristig unser biochemisches Gleichgewicht völlig durcheinander und öffnet Tür und Tor für verschiedenste, darunter auch schwere Krankheiten.

Interessanterweise spiegelt sich bei vielen Menschen im Umgang mit diesen ganz einfachen, man möchte fast sagen banalen und dabei ganz elementaren Bedürfnissen wie Hunger, Durst, Müdigkeit ganz deutlich auch ihr Umgang mit ihren seelischen und emotionalen Bedürfnissen wider. Sie neigen einerseits dazu, sich das Trinken zu verkneifen, wenn sie Durst haben, und verkneifen sich andererseits im selben Maße, ihre Gefühle ernst zu nehmen, weil es beispielsweise nicht in den Arbeitsalltag passt und den Arbeitsablauf stört.

Dadurch geht der Kontakt zu den eigenen Gefühlen mit der Zeit immer mehr verloren. Viele meiner Patienten müssen zunächst ihre Körperwahrnehmung zurückgewinnen. Oft wurden die Gefühle im »Eifer des Gefechts« so lange unterdrückt, dass sie völlig in Vergessenheit geraten sind. Und zwar nicht nur das Gespür für Grenzen, z. B. die Wahrnehmung ihrer eigenen Erschöpfung, sondern selbst so vermeintlich einfache Empfindungen wie Durst oder Hunger. Für diese Menschen gilt der Grundsatz: Nichts fühlen ist auch ein Gefühl. Wer sich so stark von seiner Selbstwahrnehmung abgeschnitten hat, begegnet oft als Erstes dem Eindruck »nichts fühlen zu können«.

Wie ist das bei dir? Verkneifst du dir zum Beispiel Hunger oder Durst, weil die Arbeit fertig werden muss? »Schnell noch diese Seite fertig schreiben, nur noch eine E-Mail beantworten, noch ein Telefonat, ein Gedanke …«, und dann ist plötzlich eine Stunde um oder zwei oder drei. Wer kennt das nicht? Hängst du abends noch lange müde und erschöpft vor dem Fernseher oder Computer, anstatt ins Bett zu gehen und zu schlafen? Was ist der Grund dafür? Wer hat dir das beigebracht? Welche innere Stimme treibt dich an, über deine Grenzen zu gehen? In der Körperorientierten Psychotherapie nennen wir diese innere Stimme auch den »inneren Antreiber«. Bei der Auseinandersetzung mit psychosomatischen Krankheiten spielt er eine sehr wichtige Rolle, deshalb habe ich ihm im späteren Verlauf auch ein ganzes Kapitel gewidmet.

Und wie gehst du mit deinen Bedürfnissen nach Nähe und Geborgenheit oder auch der inneren Erlaubnis nach Grenzen und Rückzug um? Erwachsene haben ebenso wie Kinder ein Bedürfnis nach Kontakt, Nähe und Geborgenheit, nur eben auf eine erwachsene Art und Weise. Ein großer Unterschied ist, dass wir als Erwachsene selbst dafür verantwortlich sind unsere Beziehungen zu pflegen, uns selbst Geborgenheit zu geben oder zu holen. Dafür zu sorgen, dass wir uns wohlfühlen, indem wir uns Räume für Begegnungen, Berührung und Freude schaffen oder umgekehrt für Rückzug und Erholung. Besonders diese nährenden, positiven Gefühle von seelischer Geborgenheit und Zugehörigkeit stärken unser Immunsystem und damit die Gesundheit.

Der schwierigste Teil auf dem Weg zur Genesung ist oftmals die Auseinandersetzung und Aufarbeitung der großen, ganz persönlichen Themen und Verletzungen, die uns seit der Kindheit begleiten oder uns schon in die Wiege gelegt wurden. Diese »wunden Punkte« beeinflussen unser ganzes Leben und können uns krank machen. Bei tiefen Verletzungen kommt erschwerend hinzu, dass wir sie zunächst oft gar nicht bewusst wahrnehmen können, da sie aufgrund von Selbstschutzmechanismen verdrängt werden. Sie erzeugen aber eine Art Grundrauschen, durch das unser allgemeiner

Stresspegel insgesamt erhöht ist. Das macht unseren Körper dann natürlich insgesamt anfälliger für Stress.

Auf solche Themen werden wir oft erst durch Krankheiten gestoßen, die, wie es bei psychosomatischen Krankheiten üblich ist, nicht auf dem »normalen Weg« auskuriert werden können. Vielfach zwingen uns erst diese Krankheiten, genauer hinzusehen und uns mit unseren seelischen Verletzungen auseinanderzusetzen.

> Heilung entsteht, wenn wir lernen, wohlwollend mit unseren Verletzungen und Mustern umzugehen und die Gefühle anzunehmen, die damit verbunden sind, auch wenn es uns manchmal sehr schwerfällt.
> Das Annehmen dieser Gefühle macht uns authentischer, klüger und stärker.

Gefühle, die unser Leben maßgeblich beeinflussen

Besonders Angst ist ein unbeliebtes Gefühl, aber wenn wir auf sie achten, kann sie uns im entscheidenden Moment schützen. Gefühlter Ärger kann uns dabei helfen, uns rechtzeitig abzugrenzen. Der gefühlte Wunsch nach Nähe und Geborgenheit kann uns davor schützen, in Süchte abzugleiten. Gefühlte Bedürfnisse können uns helfen, ein gesundes Leben zu führen und authentisch zu sein. Bei näherem Hinsehen sind Zufriedenheit und Unzufriedenheit sehr wichtige Gefühle, die oft unterschätzt werden. Sie sind vollkommen individuell und von ganz unterschiedlichen, dahinterliegenden Gefühlen motiviert. Darauf werde ich im Verlauf dieses Buchs noch näher eingehen.

Wir alle haben es mit Sicherheit schon erlebt: Wenn wir uns über einen längeren Zeitraum, in einer schwierigen Situation befinden, entsteht im Inneren eine bohrende Unzufriedenheit. Diese Unzufriedenheit drückt aus, dass Körper und Seele sich unwohl fühlen, dass sich verschiedene Gefühle wie Ärger, Frustration oder Enttäuschung angehäuft haben. Sie treibt uns an, Dinge zu verändern, uns auf den Weg zu machen, etwas Neues zu lernen, nach der Liebe Ausschau zu halten oder uns weiterzuentwickeln. Gehirnbiologisch sind Phasen, in denen wir ein solch inneres Dilemma lösen müssen, immer besonders sinnvoll und effektiv, da das Gehirn dadurch gezwungen wird, neue Strategien zu entwickeln. Die Sehnsucht nach Liebe und Geborgenheit ist ebenso ein Gefühl und eine Triebkraft wie Angst, Enttäuschung oder Einsamkeit.

Praxisbeispiel: Eine meiner Patientinnen wurde von einem starken Hautausschlag gequält. Versteckter Auslöser dieser Erkrankung war ein tiefes Gefühl von Einsamkeit, was sie stets mit übertriebener Fürsorge für andere überspielte. Sie war gezwungen, sich mehrmals am Tag einzureiben und sich auf diese Weise endlich mal ganz intensiv sich selber zuzuwenden. Der Ausschlag war anfangs so schlimm, dass sie im Krankenhaus von den Schwestern eingerieben werden musste. So erlebte sie das erste Mal in ihrem Leben so etwas wie liebevolle Aufmerksamkeit. Ihr Symptom sorgte also dafür, dass sie genau das bekam, was ihre Seele so lange entbehrt hatte. Ich bin selber immer wieder fasziniert und berührt von der schlichten Tiefe und Wahrheit, die auftaucht, wenn wir uns unseren Symptomen zuwenden.

Wir alle wünschen uns Liebe, Anerkennung und Erfüllung, denn der Mensch ist ein soziales Wesen. Die Studien der PNI haben gezeigt, wie intensiv die positive Wirkung von sicheren und liebevollen Beziehungen ist und wie gegenseitige Unterstützung und Austausch das Immunsystem stärken.

Gefühle wie Ärger, Enttäuschung und Ungerechtigkeit, fordern uns heraus und bringen uns an unsere Grenzen. Aber sie können auch unsere Gesundheit schädigen, wenn wir keinen sinnvollen Weg finden, mit ihnen umzugehen. Durch den Stress der dadurch im Inneren entsteht, leidet auch das Immunsystem und damit unsere Gesundheit. In diesen Gefühlen sind wunderbare, sehr wichtige, große Kräfte verborgen. Wenn wir uns trauen, mit ihnen umzugehen, helfen sie uns, unser Leben zu verbessern oder wichtige Grenzen zu setzen.

Wie können und dürfen wir mit unserer Wut umgehen?

Was haben uns unsere Eltern beigebracht?

Was ist der gesellschaftliche Rahmen, in dem Gefühle da sein und gefühlt werden dürfen? Und ab wann gelten Gefühle als unangemessen, werden tabuisiert oder verleugnet?

Je nachdem, wie wir erzogen wurden, fällt es uns leichter oder schwerer, mit einem Konflikt umzugehen, uns abzugrenzen und für unsere Meinung einzustehen. Für solche Gefühle gilt: Je eher wir sie spüren, desto eher können wir mit ihnen umgehen, sie kanalisieren und zum Beispiel Dampf ablassen beim Sport, spazieren gehen oder einfach mal aufschreiben, was in unserem Inneren alles los ist. Dadurch können sich die Gedanken ordnen und wir gehen geklärter in eine Diskussion.

Leider haben bisher viele Menschen eine anerzogene Angst vor ihren »großen Gefühlen«, was oft zu einer Art selbsterfüllten Prophezeiung führt. Denn durch das zu lange Aushalten wird man unter Umständen zu einer tickenden Zeitbombe, seelisch wie körperlich, und die eigenen Befürchtungen bestätigen sich.

Auf das Bauchgefühl hören

Das Bauchgefühl, auch Intuition genannt, ist sicherlich das populärste und beliebteste Gefühl, das wir kennen, und gleichzeitig das geheimnisvollste. Denn woher »wissen« wir das, was wir fühlen? Welchen Sinn benutzen wir dafür? Was ist eigentlich unser Bauchgefühl? Es fühlt sich an, als könnte man über die Zeit hinaus »sehen«, etwas erspüren, was noch gar nicht da ist. Wer ihm vertraut, kann sich eine Menge Ärger ersparen. Es heißt: »Es gibt keine zweite Chance für den ersten Eindruck.« Wie oft hat sich das schon bestätigt? Trotzdem gehen wir so manches Mal einfach darüber hinweg, denn es zeigt sich oft nur als Hauch einer Ahnung. Später denken wir dann: »Hätte ich doch bloß auf mein Bauchgefühl gehört.«

Interessanterweise hält die deutsche Sprache eine Vielzahl solcher Redewendungen bereit, die eine ganz klare Verbindung zwischen unseren Gefühlen und bestimmten körperlichen Symptomen ziehen: die Nase voll haben, Liebe geht durch den Magen, etwas bereitet Kopfzerbrechen oder Bauchschmerzen oder es geht an die Nieren. Wir kennen und verwenden sie alle. Doch: Spüren wir sie auch?

Welche Redewendung passt zu deinem Symptom?

Hat dir vielleicht jemand das Herz gebrochen, geht dir etwas unter die Haut oder ist dir etwas über die Leber gelaufen? Musst du viel im Leben »strammstehen« oder deine Ellenbogen gebrauchen? Manche Menschen müssen sehr standhaft sein und werden darüber halsstarrig, andere können Ereignisse in ihrem Leben einfach nicht verdauen und bekommen Durchfall oder haben unbewusst das Bedürfnis, alles festhalten zu wollen, dann bekommen sie Verstopfung. Manchmal sitzt uns die Angst tatsächlich im Nacken oder wir nehmen vieles, das wir tragen und ertragen müssen, zu schwer und bekommen einen Bandscheibenvorfall.

Übung 1: Eine Redewendung für dein Symptom finden

Wenn du mehr über dein Symptom und deine Gefühle erfahren möchtest, nimm dir einen Moment Zeit für diese Übung:

1. Finde eine Redewendung, die zu deinem Symptom passt.
   Lass dich überraschen! Es kann auch ein neu kreierter Satz sein.
   Kannst du dich darin wiederfinden?

2. Schreibe die jeweils 5 wichtigsten positiven und negativen Gefühle auf, die dich in deinem Leben beeinflussen.
   Kannst du eine Verbindung zu dir und deinem Symptom feststellen?

Gefühle umfassen ein riesiges Repertoire an verschiedenen Facetten, die im Grunde alle darauf ausgerichtet sind, uns ein gesundes und glückliches Leben zu sichern. Wie genau Gefühle und Gesundheit miteinander verwoben sind, werde ich im nächsten Kapitel zeigen. Begeben wir uns gemeinsam hinter die Kulissen von Körper, Seele und Immunsystem.

02 | EIN BLICK HINTER DIE KULISSEN VON KÖRPER, SEELE UND IMMUNSYSTEM

Zunächst gebe ich einen kurzen Abriss über die sehr interessante Forschung der Psychoneuroimmunologie, kurz PNI, und hoffe natürlich, viele mit meiner Begeisterung über diese lebensverändernde Sichtweise auf das Thema Gesundheit und Krankheit »anzustecken«. Dank dieser Erkenntnisse sind die Zeiten vorbei, in denen Sätze wie »Wir finden nichts, das muss psychosomatisch sein« eigentlich heißen »Sie bilden sich ihre Beschwerden wohl ein?«.

Wir müssen endgültig umdenken. Nur weil mit den bekannten Mitteln und Testwerten der Schulmedizin nichts zu finden ist, heißt das noch lange nicht, dass nichts da ist! Diese Ansicht erzeugt immer wieder großes Leid, weil Menschen, die sich tatsächlich sehr krank fühlen, dadurch nicht gesehen und verstanden werden. Das neue Wissen öffnet uns somit ganz neue Türen, um mit Krankheiten, die durch psychosozialen Stress entstanden sind, sinnvoll umzugehen.

DIE ZENTRALEN ERKENNTNISSE DER PSYCHONEUROIMMUNOLOGIE

Ein ganz wichtiges, neues Ergebnis der PNI-Forschung ist, dass neue Parameter für biochemischen Stress entdeckt wurden, wie z. B. Cortisol im Blut oder Neopterin im Harn. Das sind aus meiner Sicht wichtige Messdaten der Medizin der Zukunft. Wenn in einem Blutbild herkömmlicher Art keine erhöhten Entzündungswerte gemessen werden können, sollte man z. B. den Cortisolspiegel im Blut genauer betrachten. Er gibt uns Aufschluss über die aktuelle Stress- bzw. Immunlage des Körpers. So können wir die Selbstheilungsmechanismen unseres Körpers besser verstehen.

► **Es gibt eine Kommunikation zwischen Nervensystem, Hormonsystem und Immunsystem.**

Der US-Amerikanische Psychologe Robert Ader (1932–2011) machte im Jahr 1974 eine weltbewegende Entdeckung, die das bisherige Verständnis über die Wirkmechanismen zwischen Körper, Seele und Immunsystem grundsätzlich veränderte. Er entdeckte Botenstoffe des Nervensystems, die gleichermaßen auf das Immunsystem wirken und umgekehrt. Entgegen der bis dahin geltenden Meinung konnte er beweisen, dass das Immunsystem mit dem zentralen Nervensystem sowie dem Hormonsystem zusammenarbeitet. Er zeigte, dass diese Botenstoffe, genannt Zytokine, von Nervensystem, Hormonsystem und Immunsystem gleichermaßen »verstanden« werden. Sie ermöglichen also, im wahrsten Sinne des Wortes, eine einheitliche Kommunikation zwischen diesen drei wichtigen Regulationsmechanismen. Auf dieser Grundlage wird Psychosomatik endlich erklärbar. Wir können seitdem besser verstehen, auf welche Weise unsere Gefühle Einfluss auf unsere Gesundheit nehmen können.

► **Das Immunsystem kann lernen.**

1975 entdeckte Robert Ader mit dem Immunologen Nicolas Cohen gemeinsam, dass das Immunsystem auch im Sinne einer Konditionierung nach Pawlow lernen kann. Sie verabreichten Mäusen einen Sirup mit einem Wirkstoff, der das Immunsystem unterdrückt. Nach der Prägungsphase verabreichten sie den Sirup ohne den Zusatz-Wirkstoff. Zur allgemeinen Überraschung reagierte das Immunsystem trotzdem mit einem Abfall der Immunzellen. Das war der Beweis dafür, dass das Immunsystem lernen kann – im Schlechten wie im Guten!

Diesen Effekt nutzt man heute, z. B. für eine positive Konditionierung des Immunsystems, sehr erfolgreich in der Krebstherapie. Die Forschungsarbeiten von Ader und Cohen von 1974 und 1975 gelten als die Geburtsstunde der PNI, da man erstmals die sensiblen Funktionsmechanismen zwischen Nervensystem, Immunsystem und Hormonsystem beobachten konnte.

▶ Kein Körper ohne Seele!

Thure von Uexküll (1908–2004) prägte diesen Satz. Er gilt als der Gründervater der psychosomatischen Medizin in Europa, wie wir sie heute kennen. Der studierte Mediziner kämpfte sein Leben lang dafür, die Trennung zwischen Körper und Seele in der Medizin aufzuheben. 1966 wurde er für den Lehrstuhl »Innere Medizin und Psychosomatik« an die Universität Ulm berufen. Von dort aus reformierte er das Medizinstudium, indem er die Fächer Psychologie und Soziologie mit ins Studium einband.

Um seinem neuartigen Konzept mehr Gewicht zu verleihen, entwickelte er die »Integrierte Medizin«.

Anfang der 1970-Jahre bekam er dann die Möglichkeit, am Ulmer Reformklinikum einen Modellversuch zu starten, und gründete mit anderen zusammen »Die internistisch–psychosomatische Krankenstation«.

▶ Das Immunsystem – ein 6. Sinnesorgan?

Am konkretesten bringt es der Marburger Physiologe Dr. Hugo Besedovsky auf den Punkt: »Das Immunsystem fungiert gleichsam als 6. Sinnesorgan, das bakterielle und virale Infektionen wahrnimmt und das Gehirn, bzw. die Psyche, über den Ernst einer infektiösen Erkrankung informiert. So fühlen wir uns (direkt) nach einer Infektion fiebrig, verlieren den Appetit, werden wehleidig und müde und lustlos. Kurzum, wir fühlen uns krank, schon bevor die eigentliche Grippe in Form von Fieber, Husten und Schnupfen ausbricht! Das Immunsystem hat unser Verhalten geändert« (Besedovsky 1983: 564 ff). Damit steht das Immunsystem als eine Art 6. Sinn in einer Reihe mit anderen Sinnessystemen wie Hören, Sehen, Riechen, Tasten, über die der Organismus ebenfalls mit der Umwelt verbunden ist (Blalock / Smith 2007: 21 ff.).

Es gibt fünf wesentliche Erkenntnisse, die unseren Blick auf die sensible Steuerung von Körper, Seele und Immunsystem vollkommen revolutionieren:

- *Gefühle wirken über Botenstoffe auf das Gehirn und die Biochemie des Körpers.*
- *Das Immunsystem kann unsere Gefühle und unser Empfinden verändern.*
- *Der Körper reagiert auf jede Art von Stress gleich!*
  Egal ob es sich um einen Angriff von außen handelt oder um emotionalen Stress.
- *Stress führt zu einer unspezifischen Entzündungsreaktion im Körper, was auf Dauer den Körper krank macht.*
- *Langfristiger Stress führt zu einer Unterdrückung des Immunsystems und macht uns anfällig für Krankheiten.*

Diese komplexen Zusammenhänge stelle ich im Folgenden vereinfacht dar:

Zuerst landen alle Informationen, Bilder und Erlebnisse im Gehirn, wo sie entsprechend ihrer »Wirkrichtung« eine biochemische Reaktion auslösen. Daraufhin erfolgt die Antwort des Nervensystems, und Gefühle entstehen. An dieser Stelle greifen auch unbewusste Bewertungen und Erfahrungen in das Geschehen ein. Auf dieser Grundlage ordnet unser Gehirn die Situation ein und löst entsprechende biochemische Reaktionen und Gefühle aus. Das Gehirn ist tatsächlich der Ausgangspunkt all unserer biochemischen, hormonellen und vegetativen Reaktionen auf Reize und Erlebnisse. Diese sind aber nicht nur das Ergebnis dessen, was wir erleben, sondern auch wie wir es bewerten.

Im Hinblick auf psychosomatische Krankheiten lassen sich die Abläufe auf drei Ebenen betrachten:

Das vegetative Nervensystem, VNS

Die bereits genannte »Kampf-Flucht-Reaktion«, die durch Stress ausgelöst wird, findet zunächst im Nervensystem statt. Dabei landen die Informationen als Erstes im Limbischen System, das für die emotionale Datenverarbeitung zuständig ist. Das Limbische System gehört mit dem Hypothalamus und der Hypophyse zu den zentralen Steuerorganen unseres Körpers. Die Hypophyse, oder auch Hirnanhangsdrüse, reguliert gemeinsam mit dem Hypothalamus das Hormonsystem. Der Hypothalamus ist das Steuerzentrum des vegetativen Nervensystems, es versetzt über den Nervus Sympaticus den Körper in die Situation, entweder mit Kampf oder mit Flucht zu reagieren.

Das vegetative oder auch autonome Nervensystem (VNS) funktioniert unabhängig von unserer bewussten Wahrnehmung und unserer willentlichen Steuerung. Es verbindet das Gehirn mit dem Körper und hat zu jedem Organ eine Direktleitung. Dadurch werden alle lebenswichtigen Funktionen wie Atmung, Herzschlag, Verdauung und Stoffwechsel unbewusst gesteuert, sodass wir zum Beispiel nicht einfach vergessen zu atmen.

Das VNS hat zwei wichtige Regelkreisläufe. Den Nervus Sympaticus, der für die Kampf-Flucht-Reaktion zuständig ist und unsere Kraft nach außen mobilisiert, und seinen Gegenspieler, den Parasympaticus, der die Kraft nach innen mobilisiert und dafür sorgt, dass wir uns erholen, entspannen und regenerieren.

Ein dritter Ast des VNS ist das enterische Nervensystem, es ist verantwortlich für den Magen-Darm-Trakt. Es funktioniert überwiegend selbstständig, wird aber von Sympaticus und Parasympaticus beeinflusst. Das ist wichtig, da wir so besser verstehen können, warum wir z. B. bei Stress Magenschmerzen oder Durchfall bekommen.

Bei Stress werden die Stresshormone Adrenalin und Noradrenalin ausgeschüttet. Dadurch erhöhen sich der Blutdruck und die Herzfrequenz. Die Atmung wird schneller und die Muskulatur spannt sich an. Gleichzeitig wird die Verdauung heruntergefahren, um die Durchblutung in Armen und Beinen zu verbessern. Die Kopfhaare stellen sich auf – ähnlich wie bei Hunden – und durch die Ausschüttung von Cortisol wird Energie aus den körpereigenen Reserven mobilisiert, damit der Blutzuckerspiegel ansteigt. Anhand dieser kurzen Aufzählung kann man schon sehr gut die durch Stress am häufigsten betroffenen Organe erkennen: Magen, Darm, Herz und Bauchspeicheldrüse.

Zu den großen seelischen Belastungen, die zu Stress führen, gehören neben Konflikten am Arbeitsplatz auch die Langzeitpflege eines geliebten Menschen, Existenzängste und Streit in der Beziehung oder Familie, da diese stark emotionalen Ereignisse immer wieder die Stresskaskade auslösen bzw. am Laufen halten.

Gut zu wissen!

Die Atmung ist die einzige Brücke zum vegetativen Nervensystem, da sie sowohl unbewusst als auch bewusst funktioniert. Deshalb können wir durch unsere Atmung auf das vegetative Nervensystem Einfluss nehmen, z. B. durch bewusstes Atmen, Körperarbeit, Yoga, Meditation, Sport oder die Arbeit mit inneren Bildern.

Das Immunsystem

Unser Immunsystem besteht aus zwei Teilen: Ein Teil ist bereits von Geburt an angelegt und wird in der Medizin als TH1 bezeichnet. Daneben gibt es noch einen Teil, den wir erst im Laufe unseres Lebens erwerben – das sogenannte TH2.

Die Immunzellen patrouillieren den ganzen Tag durch unseren Körper. Sie befinden sich im Blut, in der Lymphflüssigkeit und auch in den Schleimhäuten, im Speichel sowie der Tränenflüssigkeit. Dort eliminieren sie alle ungebetenen Gäste wie Bakterien, Viren oder Pilze, und ganz wichtig: auch missgebildete Zellen, die sonst zum Ausgangspunkt für Krebs werden könnten. Auf diese Weise sorgt das Immunsystem dafür, dass wir gesund bleiben.

Bei einem »Angriff«, z. B. von Bakterien, aber auch bei emotionalem Stress, entwickelt sich parallel zu der vegetativen Aktivierung eine sogenannte unspezifische Immunreaktion als erster Schutzmechanismus gegen Verletzungen oder Bakterien. Die Botenstoffe des Immunsystems überwinden dabei die Blut-Hirn-Schranke und bereiten den Körper für den Nahkampf mit dem Angreifer vor. Es kommt zu einer Aktivierung der zellulären Immunabwehr (TH1), wodurch eine unspezifische Entzündung im Körper entsteht. Diese Reaktion errichtet sozusagen einen Schutzwall gegen alle möglichen Eindringlinge. Ein sehr wichtiges Forschungs-ergebnis der PNI ist daher auch der Nachweis, dass negative Gefühle zu einer Absenkung der Immunzellen führen, wohingegen positive Gefühle zu einem Anstieg der Immunzellen führen. Die unspezifische Immun-abwehr ist also von guten Gefühlen abhängig. Das bedeutet wiederum, dass die Seele durch ihren Einfluss auf das Immunsystem so ziemlich jede Reaktion hervorrufen kann – im Positiven wie im Negativen (Schubert 2015).

> **Gut zu wissen!**
> Intuitiv war es schon lange klar, dass Körper und Seele sehr eng miteinander verbunden sind. Der Unterschied ist, dass wir heute die genauen Abläufe kennen und deshalb auch wissen, wie wir es besser machen können.
> Damit können wir den Mythos, dass psychosomatische Krankheiten auf Einbil-dungen beruhen, endgültig hinter uns lassen.

Muskuläre Spannung

Aufgrund meiner langjährigen Erfahrungen im Feld der Körperpsycho-therapie möchte ich unbedingt noch auf einen dritten, sehr wichtigen As-pekt hinweisen: Wie ich bereits oben beschrieben habe, spannen sich in Stresssituationen unsere Muskeln an. Ein Relikt der Evolution, das dafür sorgt, dass wir auf einen sofortigen Kampf oder die Flucht vorbereitet wer-den. Da es sich um eine Überlebensstrategie handelt, die innerhalb von Millisekunden abläuft, spüren wir diese Verspannungen im Moment des Ereignisses meistens nicht bewusst. Erst im Nachhinein, wenn der Stress sich auflöst, werden sie spürbar. Sicher kennt die eine oder der andere die Verwunderung über die verspannten Muskeln am Abend eines anstren-genden Tags oder im Besonderen auch das Gefühl am nächsten Morgen, sich über Nacht scheinbar völlig verspannt zu haben.

Oft ist es sogar schwer, sich daran zu erinnern, wann oder wobei das passiert ist. Aber jeder von uns hat eine bevorzugte »Schwachstelle« im Körper, mit der wir auf Stress reagieren. Bei manchen Menschen, wie

z. B. bei mir, ist es die linke Schulter, bei anderen der Kopf oder das Knie, wieder andere bekommen Magenschmerzen. Wenn wir viel Stress haben, beginnen sich diese Verspannungen im Körper zu »stapeln« und wir bekommen Beschwerden.

Durch Dauerstress verfestigen sich die Verspannungen und der Körper wird immer enger und steifer. Es fühlt sich an, als wäre man »alt« geworden. Ein sehr häufiges Symptom, das auf diese Weise entsteht, ist das Schulter-Nacken-Syndrom. Ein anderes sehr wichtiges »Stressorgan« ist das Knie. Natürlich ist es kein Organ in dem Sinne des Herzens oder der Lunge, aber in diesem besonderen und sehr komplexen Gelenk zeigt sich die ganze Spannung und Energie, mit der wir »strammstehen«. Die meisten Rückenschmerzen beginnen in unseren völlig überspannten Beinen, mit denen wir von Termin zu Termin rennen.

Das Gute ist, dass wir durch den Körper, insbesondere auch durch die Atmung, immer wieder Kontakt zum vegetativen Nervensystem aufnehmen können, um durch Bewegung und Entspannung die Enge im Körper rückgängig zu machen. Dabei entspannt sich nicht nur der Körper, sondern auch die Seele. Durch einen Spaziergang bekommen wir beispielsweise einerseits Abstand zu dem Konflikt, der uns umtreibt, und durch die Bewegung lässt sich gleichzeitig die angestaute Spannung abbauen. Dieser Effekt lässt sich natürlich auch durch Atemtherapie, Yoga oder Boxen herstellen.

Gut zu wissen!
Wir können durch den Körper die Seele heilen. Mit achtsamer Körperarbeit kann man das vegetative Nervensystem direkt erreichen und entspannen. Auf diese Weise lösen wir Verspannungen dort, wo sie entstanden sind – im Nervensystem.

Dauerstress macht krank

Wenn wir im Dauerstress leben, werden diese gut gemeinten Selbstheilungsmechanismen zum Problem: Da der Körper auf jegliche Art von Stress, egal ob es sich um einen Angriff von Grippeviren oder um einen

Streit mit dem Partner handelt, mit der gleichen biochemischen Reaktion antwortet, kann man sich gut vorstellen, dass wir im Grunde viel öfter biochemischen Stress haben, als wir wahrnehmen.

Die biochemische Reaktion, die ich oben beschrieben habe, findet immer statt, egal ob wir es wollen oder nicht. Und sie hat Nachwirkungen, denn Stress ist nicht vorbei, wenn man ihn nicht mehr bewusst wahrnimmt. Mittlerweile weiß man, dass es 72 Stunden, also drei Tage dauert, bis die biochemische Reaktion im Körper abgebaut worden ist. Kein Wunder also, dass wir uns viel länger durch Stress erschöpft fühlen als gedacht. Allein diese Information hat das Potenzial, ein Weckruf zu sein und unseren Umgang mit unserem Körper und unserer Seele komplett zu revolutionieren.

Der Körper kann nicht dauerhaft in diesem Ausnahmezustand überleben. Deshalb gibt es einen Gegenregulationsmechanismus. Das Cortisol reguliert das Immunsystem. Bei Stress sorgt es für einen Anstieg der Immunzellen und bei Dauerstress reguliert es das Immunsystem herunter. Dadurch wird das Immunsystem bei Dauerstress praktisch dauerhaft unterdrückt. Es kann nicht mehr richtig arbeiten. Wir werden anfälliger für Erkältungskrankheiten und Grippeviren, die Wundheilung verschlechtert sich, da einfach nicht mehr genug Immunzellen im Blut unterwegs sind, um Bakterien und Viren auszumerzen oder mutierte Zellen zu erkennen und zu beseitigen. Dadurch steigt dann beispielsweise auch das Risiko, an Krebs zu erkranken.

Jede Art von psychosozialem Stress erzeugt im Körper einen nachweislichen Entzündungsanstieg. Dieser Effekt wurde durch eine US-Studie eindrucksvoll nachgewiesen. Dabei wurde zu Testzwecken einer Gruppe von Studenten eine kleine Wunde am harten Teil des Gaumens zugefügt. Das Besondere an dieser Studie war, dass dieser Test einmal in den Semesterferien und einmal mitten in der Prüfungszeit durchgeführt wurde. Das Ergebnis war frappierend! Die Heilung ging in der Ferienzeit um 40 % schneller vonstatten als in der Prüfungsphase. Während sie in den Ferien 8 Tage dauerte, waren es in der Prüfungszeit ganze 11 Tage.

Besonders beeindruckend ist es, dass diese Forschungsergebnisse das

Wissen alter Meister wie Aristoteles, der schon immer Körper und Seele als Einheit sah, bestätigen.

> **Gut zu wissen!**
> Spaß, Freude und Lebensleichtigkeit können diesem negativen biochemischen Effekt sehr gut entgegenwirken. Jede angenehme Beschäftigung, die dir Spaß macht, ist ein Schritt in die richtige Richtung.

Das »Gegenpendel-Prinzip« von Körper, Seele und Immunsystem

Auf das Einatmen folgt das Ausatmen. Das Herz pumpt das Blut hinein und hinaus aus dem Herzen, dadurch bleibt der Körper im Fluss. Wir nehmen Nahrung auf und scheiden sie wieder aus. So ist es auch mit Stress. Wir erleben Zeitdruck, berufliche Herausforderungen oder Streit und danach brauchen Körper, Seele und Immunsystem eine »Gegenpendelbewegung«: eine Pause, Ruhe, Abschalten und Geborgenheit oder vielleicht auch Freiheit und Abstand, einfach Zeit für sich selbst.

Mir ist es natürlich bewusst, dass das nicht immer so einfach zu verwirklichen ist, und auch ich »kreise um den Mittelpunkt«, mal klappt es besser mit den Pausen und der Erholung und mal schlechter. Aber je öfter ich es versuche, umso einfacher wird es.

Wenn wir nicht für ausreichend Erholung sorgen, geht unser dauergestresster Lebensstil irgendwann an die Substanz. Das erschöpfte Stresssystem kann die stressbedingten Entzündungen im Körper nicht mehr angemessen herunterregulieren. Dann greifen die Immunzellen den eigenen Körper an. Auf dieser Grundlage entstehen auch Allergien und Autoimmunkrankheiten wie Rheuma oder Hashimoto, eine entzündliche Erkrankung, die die Schilddrüse zerstört. Auffallend ist, dass diese Krankheiten, bei denen sich das Immunsystem gegen den eigenen Körper richtet, in den letzten Jahren stark zugenommen haben. In New York gibt es inzwischen sogar es eine eigene Klinik, die sich ausschließlich auf die Behandlung und Forschung von Patienten mit Autoimmunkrankheiten spezialisiert hat.

Psychosomatische Krankheiten entstehen in dem Moment, wo diese Mechanismen immer wieder abgerufen werden, ohne dass es zu einer entscheidenden Lösung oder Veränderung kommt. Für die psychosomatische Heilung ist es deshalb sehr wichtig, die dahinterliegenden Muster und Glaubenssätze zu verstehen und uns ganz wohlwollend unseren seelischen Verletzungen zuzuwenden.

Ein wohlwollender Blick auf unsere seelischen Bedürfnisse ist der Schlüssel zu einem ganz neuen Verständnis für uns selbst und andere. Auch wenn es nicht immer einfach ist, sich mit den Gefühlen auseinanderzusetzen, der Preis den wir bezahlen, wenn wir das nicht tun, ist einfach sehr hoch. Je reichhaltiger unsere Gefühlswelt, desto bunter ist das Leben.

> **Gut zu wissen!**
> Niemand ist auf geheimnisvolle Weise selbst schuld an seiner Krankheit, denn die meisten Selbstschutzmechanismen laufen bei Stress unbewusst ab. Doch wir sind alle selbst verantwortlich für unsere Gesundheit, indem wir lernen, aktiv mit unseren Gefühlen umzugehen.

Wie Gefühle im Körper »verschwinden« und psychosomatische Beschwerden entstehen

Gefühle »verschwinden« augenscheinlich im Körper, wenn wir sie immer wieder unterdrücken. Aber alles, was wir erleben, hinterlässt eine biochemische Spur im Gehirn und im Körper. Das bedeutet, dass auch solche Gefühle und Erlebnisse, die wir bewusst oder unbewusst unterdrücken, dadurch nicht einfach weg sind, weil wir sie nicht wahrnehmen. Sie werden lediglich verlagert und können später als Krankheit wiederauftauchen. In der Fachsprache nennen wir diesen Effekt: »somatisieren«.

Hierbei handelt es sich um eine zumeist unbewusste Umwandlung von seelischen Problemen in körperliche Symptome. Diese Umwandlung entsteht in einem Moment, in dem wir nicht in der Lage sind, bewusst und aktiv mit einem Gefühl oder einer Situation umzugehen, weil es zu stark, zu überwältigend, zu tiefgreifend oder zu zerstörerisch für uns ist.

Wenn sich dein Leben scheinbar im Kreis dreht – Murmeltiertag für alle!

Es gibt diesen wunderbaren Film, mit dem schönen deutschen Titel »Und täglich grüßt das Murmeltier«, der sich auf sehr lustige und gleichzeitig nachdenkliche Weise mit einem interessanten Phänomen beschäftigt. Der Titelheld erlebt immer wieder den gleichen Tag von vorne, er bleibt so lange in einer Endlosschleife wiederkehrender Erlebnisse gefangen, bis er sich nach und nach und durch unendlich viele Versuche innerlich verändert und durch diese innere Reifung zur Lösung, also heraus findet.

Wie das genau funktioniert, werde ich mithilfe der sogenannten Schema-Therapie erklären:

Alles, was wir erleben, führt zu neurobiologischer Aktivität in unserem Nervensystem. Unser Gehirn ordnet unsere Empfindungen und Erlebnisse zu ganzheitlichen neuronalen Mustern, die alle Erlebnisebenen miteinbeziehen. Wir alle haben solche Muster und Erinnerungen. Durch die vielfältigen Verbindungen des vegetativen Nervensystems in alle Bereiche unseres Körpers werden nicht nur Gefühle oder Stimmungen in diese »Erinnerungsketten« eingebaut, sondern auch unsere Körperempfindung und Körperhaltung.

Eine Körperregion, die durch Dauerstress, von einem Schema betroffen ist, wird immer wieder aufs Neue in Mitleidenschaft gezogen. Durch die ständige Anspannung, beispielsweise im Knie oder Rücken, wird auch die entzündliche Immunreaktion immer wieder in das Organ beziehungsweise die Region gepumpt. Auf diese Weise wird der Körperbereich überstrapaziert und nach und nach krank.

Je öfter ein solches Schema »ausgelöst« wird, desto stärker wird es neurobiologisch im Gehirn verankert. Denn je öfter diese »Assoziativkette« genutzt wird, desto »breiter« wird die »Straße« dafür im Gehirn. Die

Denk- und Verhaltensgewohnheiten werden jedes Mal »glaubwürdiger« für uns selbst und dadurch fester verankert. Irgendwann merken wir gar nicht mehr, dass gewisse Haltungen oder (Vermeidungs-)Strategien zur Gewohnheit geworden sind und dass wir gar nicht mehr frei über unser Verhalten entscheiden.

Wenn wir dann etwas Neues erleben, sucht das Gehirn erst mal nach alten, vergleichbaren Schemata und Erinnerungen. Diese Verallgemeinerungen sollen unserem Gehirn helfen, sich in einer ungewohnten Situation besser zurechtzufinden. Wenn aber dadurch alte und ungesunde Muster (z. B. das Strammstehen im Sinne des Funktionierens, obwohl wir total müde sind) immer wieder abgespult werden, entstehen psychosomatische Krankheiten.

Durch die Vergleichsmechanismen scannt das Gehirn permanent ab, ob es Situationen mit bekannten Mustern lösen kann. So werden oft die altbekannten Selbstschutzmechanismen aktiviert. Das kann bedeuten, dass wir uns in einer Situation, die eigentlich gar nicht so schlimm ist, trotzdem besonders gestresst fühlen, weil sie ein altes Schema auslöst.

Das Schema wirkt wie ein Filter oder eine Brille, durch die wir die Welt sehen.

Wir alle haben das schon erlebt: Du bist auf einer Party und plötzlich verändert sich deine Stimmung wie auf Knopfdruck. Eben noch in entspannter Feierlaune, fühlst du dich plötzlich außen vor, vielleicht fremd und nicht dazugehörig. Oder du bist sehr konzentriert bei der Arbeit, eine Kollegin kommt vorbei und du kannst einfach nicht »Nein« sagen auf ihre Bitte? Du kommst in eine fremde Wohnung und der Geruch erinnert dich an das Putzmittel bei deiner Großtante und zugleich an die emotionale Enge? Kennst du solche Momente und Situationen aus deinem Leben?

Wie immer gibt es aber auch positive Beispiele dafür: Für mich ist das der Geruch von Fichtenwäldern im Sommer. Er erinnert mich immer an Urlaub. Das rieche ich nicht nur gerne, es entspannt mich auch und in mir wird es weit und frei, wenn die inneren Bilder vom Meer auftauchen.

Diese unbewussten Gefühle oder Erinnerungen können in jede Richtung ausschlagen. In der Wellnessbranche nutzt man diesen Effekt zum

Beispiel, um durch Düfte, Lichtstimmungen oder Musik die Entspannung zu unterstützen. In Einkaufszentren läuft deswegen Musik. In manchen Supermärkten werden Kaffee- oder Brötchenduft in der Nähe von Backwaren versprüht oder der Geruch von leckerem Essen in der Nähe der Fleischabteilung, um uns zum Kauf zu animieren.

Unser emotionaler Rucksack

Im Negativen belasten uns die Schemata schmerzhafter Erinnerungen und seelischer Verletzungen wie ein »emotionaler Rucksack«. Wir haben ihn immer dabei, ohne es bewusst zu merken. Und plötzlich – in einem sehr unpassenden Augenblick – tauchen die alten unverarbeiteten Erinnerungen auf und lösen alten inneren Stress aus oder machen uns handlungsunfähig.

Ein hervorstechendes Merkmal dieser Gefühle aus dem emotionalen Rucksack ist, dass wir automatisch, quasi unwillkürlich reagieren. Wir tun und sagen dann Dinge, die wir bewusst gar nicht sagen wollten, wie z. B. »Ja« obwohl wir »Nein« meinen.

Praxisbeispiel: Eine Patientin von mir telefonierte immer wieder »gegen ihren Willen« lange mit einer Freundin. Es brauchte einige Anläufe, bis sie es schaffte, diese Telefonate zu kürzen. Gleichzeitig wurde diese Situation für sie zu einem sehr guten Übungsfeld für andere ähnliche Problemstellungen. Das ist ein gutes Beispiel, wie wir durch den bewussten Umgang mit Problemen, Gefühlen und Symptomen sehr viel über uns selbst lernen, verändern und erlösen können.

Die Assoziativketten der Schemata in unserem Gehirn wirken in all unsere Beziehungen hinein. Sie schieben sich zwischen uns und die anderen. Wir sind total verliebt, doch plötzlich sehen wir diesen Menschen in einem ganz anderen Licht, weil vielleicht eine bestimmte Frage einen wunden Punkt berührt hat, weil er uns auf eine bestimmte Weise ansieht, die uns an jemanden erinnert, oder weil er genauso gerne Fußball guckt wie der alkoholkranke Vater, der danach regelmäßig ausgerastet ist. Oder: Deine Lebensgefährtin möchte von ihren neuesten Erkenntnissen erzählen und du bekommst das Gefühl, sie will dich verlassen. Warum? Was ist passiert? Schlagartig ist das Vertrauen weg und die Angst vor Verlust wieder da. Die Ausprägungen sind sehr vielfältig. Welche »Trigger«, also Auslöser, kennst du von dir selbst?

Die Schemata lösen unbewusst reflektorische Verhaltensweisen aus, die uns immer und immer wieder das Gleiche tun und dadurch auch scheinbar das Gleiche erleben lassen, obwohl wir uns vielleicht schon lange vorgenommen haben, uns zu ändern. Aufgrund dieser Schemata im Gehirn fällt es uns aber so schwer, unsere Gewohnheiten zu ändern. Dazu ein sehr anschauliches Beispiel.

Praxisbeispiel: Eine Patientin hatte einen leicht behinderten Bruder, der viel Aufmerksamkeit und Unterstützung brauchte, die sie und ihre Familie ihm auch gerne schenkten. Diese liebevolle und mitfühlende Art wurde allerdings später für sie zu einem Problem. Sie hatte einen Kollegen mit sehr bedürftigen Zügen. Damit drückte er zunächst unbewusst, später auch bewusst auf ihren Mitleidsknopf. Auf die Weise gelang es ihm immer wieder, ihr seine Arbeitsschichten aufzudrücken. Warum konnte sie sich ihm nicht widersetzen? Im Gespräch stellte sich heraus, dass sie durch ihren familiären Hintergrund große Schwierigkeiten hatte, zu einem Menschen »Nein« zu sagen, der sie an ihren hilfsbedürftigen Bruder erinnerte. So verlor sie den Kontakt zu ihren eigenen Bedürfnissen wie Ruhe und Geborgenheit sowie zu ihren gesunden Grenzen. Dieses Beispiel macht deutlich, wie auf der Grundlage ihrer Familiengeschichte das Verhalten des Arbeitskollegen in ihrem Gehirn die gleiche Reaktion auslöste, die sie von früher kannte. Ihr Gehirn verallgemeinerte die Situation.

Nachdem sie ihre Reaktion bewusst verstehen lernte, konnte sie auch ihr Verhalten ändern und sich abgrenzen lernen. Und das, obwohl ihr Kollege zunächst ziemlich sauer auf sie war, weil seine Mitleidsnummer nicht mehr wirkte.

Andersherum kann ein Schema auch dafür sorgen, dass wir es gar nicht bemerken, wenn uns etwas Neues gelungen ist!

Wenn wir uns gewohnheitsmäßig mehr auf unsere Zweifel, Ängste und das Misslingen konzentrieren als auf das Gelingen. Auch das kann zur Gewohnheit werden.

Eine sehr beeindruckende Begebenheit zu diesem Thema habe ich beim Coaching mit Pferden erlebt:

Praxisbeispiel: Eine Patientin, 55 Jahre alt, Lehrerin, wollte gerne einmal mit Pferden arbeiten. Sie war einerseits sehr reflektiert, gleichzeitig auch sehr streng mit sich selbst. Wir begannen mit dem Coaching, in dem sie das Pferd führte. Das scheint zwar eine sehr einfache Übung zu sein, ist aber in ihrer Schlichtheit sehr anspruchsvoll. Sie macht unsere Beziehungsgewohnheiten spürbar und sichtbar. Ich erklärte ihr die Übung und sie ging mit dem Pferd zusammen los. Es klappte mal besser und mal schlechter. Das ist ja auch normal. Ich lobte sie jedes Mal, wenn es richtig gut war. Am Anfang konnte sie das auch annehmen. Im Laufe der Zeit kam in ihr aber das Gefühl hoch, sie müsse, wie in der Schule, das Pferd irgendwie erziehen. Dadurch stieg in ihr ein tiefer Widerwille auf, den sie von der Arbeit kannte. Der Kontakt zu dem Pferd wurde für sie dadurch schwierig. Wir machten eine Pause und nahmen uns Zeit, das Gefühl besser zu verstehen. Danach ging sie noch ein paar Runden. Pferd und Frau gingen nun wirklich wie eine Einheit über den Platz. Am Ende der Stunde sagte sie: »Es war wirklich sehr nett von Ihnen, mir zu sagen, was ich hören wollte.« Damit meinte sie das Lob. Sie ließ die positive Rückmeldung gar nicht an sich heran, sondern versank in ihrem üblichen Bewertungsmuster. Dieser Moment entpuppte sich als der wichtigste des ganzen Coachings. Es wurde für sie ganz greifbar, wie streng sie mit sich selbst war. Dadurch kam in ihr ein Gefühl hoch, was sie schon lange begleitete. Sie fühlte sich irgendwie »nicht gut genug«, unzulänglich und einsam. In diesem Moment konnte sie ihre schlechte Gewohnheit ganz deutlich wahrnehmen und spüren. Sie bekam echtes Mitgefühl für sich selbst und erkannte, wie lieblos ihre »Bewerterei« im Grunde war.

Mit dem Körper die Seele heilen

Der Neurobiologe Yadin Dudai vertritt die These, dass durch die emotionale Erinnerung auch die neuronalen Gedächtnisspuren, Schemata gewissermaßen, wieder plastisch, also veränderbar werden. In dem wir über ein schlimmes Erlebnis berichten, tauchen in unserem Inneren die Erinnerungen wieder auf.

Auf diese Weise kann durch eine gute und heilsame psychotherapeutische Arbeit die Erinnerung »überschrieben« werden. Das passiert einerseits durch die ruhige und aufmerksame Atmosphäre, die in Therapiestunden herrscht. Denn dadurch erlebt die Patientin, obwohl sie gerade von einem aufwühlenden Erlebnis berichtet, eine vollkommen andere Atmosphäre als in der Ausgangssituation. Gleichzeitig werden durch die therapeutische Unterstützung neue Erkenntnisse über die Situation möglich. So kann sich ein neues Verständnis für sich selbst und die Situation entwickeln. Als dritten Schritt können aus dem neuen Verständnis heraus neue Verhaltensweisen eingeübt werden.

Die Körperorientierte Psychotherapie kann diesen Prozess besonders gut unterstützen, denn hier werden die zu dem jeweiligen Gefühl zugehörigen Körperregionen ganz konkret und sehr achtsam in den Heilungsprozess miteingebunden. Körper, Emotionen und Geist können so miteinander in Einklang betrachtet werden.

Das heißt auf der einen Seite, dass wir durch die Arbeit mit der Nackenverspannung direkt am Nacken auch die unbewussten Gefühle, die mit diesem Symptom verbunden sind, aktivieren können. Andererseits können wir aber auch in dem Moment der Erinnerung dem Körper und der Seele genau das geben, was sie damals gebraucht hätten. Also vielleicht einfach Halt, Ruhe oder Sicherheit, indem wir zum Beispiel die Ohren oder die Augen zudecken, die Hände halten oder den Rücken stützen und so dem Patienten ein Gefühl von Geborgenheit vermitteln. Der alte Stress kann abfließen. Die Gedächtnisspuren, also die biochemischen Muster im Gehirn, werden umgebaut, weil wir nun mit Körper, Seele, Geist und Biochemie eine neue Erfahrung machen! Wir spüren zwar die alte Angst, aber wir sind diesmal nicht allein. Wir erleben, wie es ist, das zu bekommen, was wir damals gebraucht hätten. In unserer Seele und gleichzeitig im biochemischen System kann sich diesmal der Kreis zum Guten schließen.

Bei sehr frühen Traumatisierungen gleicht der psychosomatische Heilungsprozess einem langsamen Schmelzen, das sich über einen längeren Zeitraum erstreckt. Normalerweise sagt man, die Heilung dauert in Monaten so lange, wie der Zustand in Jahren angedauert hat. Die Erkenntnisse und das Mitgefühl, das durch die bewusste Hinwendung entsteht, helfen letztendlich dabei, Symptome, Erinnerungen und Gefühle nach und nach aufzulösen.

Auf diese Weise werden unsere Symptome tatsächlich zu sehr wichtigen Wegweisern zur Heilung unserer (unbewussten) seelischen Verletzungen. Deshalb ist es so wichtig, Symptome erst einmal ganz genau zu verstehen, bevor wir sie deuten. Erst wenn wir alle Details über unsere Krankheit zusammengetragen haben, eröffnet sich uns ein klares Bild. Dazu gehören neben dem ersten Zeitpunkt des Auftretens auch scheinbar unbedeutende Kleinigkeiten, wie etwa das Verlangen nach Schokolade oder das völlige Verschwinden von den eigenen Bedürfnissen wie Hunger, Durst und Müdigkeit in bestimmten Situationen.

Am besten geht das gemeinsam mit einem achtsamen Gegenüber im geschützten Rahmen einer Therapie. Grundsätzlich kann sich aber jeder – zumindest in den Grundzügen – auch ganz bewusst und wohlwollend zu Hause seinen Symptomen und Gefühlen zuwenden. Dabei nutzen wir die Verknüpfungen der Schemata, um seelische Verletzungen aufzuspüren und zu heilen. Über die Atmung und den Körper, können wir ganz direkt Kontakt zu unseren Mustern, Gefühlen und Symptomen aufnehmen. Praktische Tipps dazu folgen in späteren Kapiteln.

03 | DER INNERE ANTREIBER – WIE FAMILIÄRE WERTE STRESS ERZEUGEN

Dieses Kapitel möchte ich mit einem sehr anschaulichen Beispiel aus meiner Arbeit beginnen.

Praxisbeispiel: Ein Patient erzählte:»Meine Eltern haben nur gearbeitet. In unserer Familie galt Arbeit als sehr hoher Wert. Alle mussten helfen, das gab unserer Familie Zusammenhalt und Struktur. In Kriegszeiten wurde das Arbeiten für meine Eltern Mittel zum Zweck, um weiter funktionieren zu können. Um einen Umgang zu finden mit den furchtbaren und überwältigenden Gefühlen wie Existenzängsten und der Angst um ihr Leben.«

Seine Eltern hatten den Krieg miterlebt, die Nachkriegszeit und den Wiederaufbau. Das Einzige, was für sie wirklich funktioniert hat, war das Arbeiten. Das gab ihnen das Gefühl, etwas tun zu können, sodass sie der Situation nicht ohnmächtig ausgeliefert waren. Durch die Arbeit ging es immer weiter. Heute nennen wir dieses Gefühl»Selbstwirksamkeit«, es bedeutet, dass man selbst etwas bewegen kann, sein Schicksal in der Hand hat. Das Gefühl, dass sich etwas verändert, wenn man nur dranbleibt. Dieses Gefühl ist sehr stärkend und motivierend.

In der genannten Familie hat sich diese Erfahrung aber im weiteren Verlauf»selbstständig« gemacht und – auch über Krieg und Nachkriegszeit hinaus – dafür gesorgt, dass die Arbeit das Mittel der Wahl blieb, um mit schwierigen Gefühlen wie Ärger, Enttäuschung, Wut oder Eifersucht umzugehen. Auf diese Weise haben die Eltern nie andere Bewältigungsstrategien entwickelt. Und so haben sie diese»Methode« natürlich auch ihren Kindern vorgelebt und weitergegeben. Das führte dazu, dass der Patient eines Tages mit sehr starken Schulter-, Nacken- und Kopfschmerzen in meine Praxis kam. Das Gefühl, das ihm im Nacken saß, war das

Strammstehen-Müssen, im Sinne von Durchhalten und Weitermachen, auch wenn er schon total ausgelaugt war.

Nicht nur seine Eltern gingen tagtäglich über ihre eigenen Grenzen und Gefühle, sondern verlangten das Gleiche von ihren Kindern. Es gab keine Zeiten für kindliche Beschäftigungen wie draußen zu spielen im Matsch, etwas bauen oder toben. In diesem Haus wurde von klein auf gearbeitet. Und je mehr Kinder, desto mehr Arbeit konnte erledigt werden! So wurde diese ursprünglich sinnvolle Überlebensstrategie irgendwann zu einem Hemmschuh für Erwachsene und Kinder.

An diesem Beispiel können wir die Entstehung eines Schemas, wie ich es im vorangegangenen Kapitel beschrieben habe, noch einmal gut nachvollziehen: Die Erfahrungen der Eltern aus den Kriegswirren waren sehr stark emotional aufgeladen und wurden dadurch besonders tief im Gehirn verankert. Wenn sich im Laufe der Zeit solche »Lösungsansätze« oder Überlebensstrategien verselbstständigen, entstehen sehr tiefe und unbewusste Glaubenssätze, die von Generation zu Generation sehr wirkungsvoll weitergegeben werden.

Deswegen hatte mein Patient auch gar kein Gefühl dafür, dass er sich ständig überforderte. Im Gegenteil, er hatte die meiste Zeit das Gefühl, nicht genug zu schaffen. Deshalb verstand er es auch zunächst überhaupt nicht, warum seine Beschwerden im Laufe der Jahre immer schlimmer geworden waren. Die chronische Überforderung erzeugte in seinem Körper eine klassische Dauerstress-Reaktion. Das führte neben der Erschöpfung und Unterdrückung seines Immunsystems zu den chronischen Verspannungen. Der Körper fühlte sich für ihn immer enger an und begann irgendwann zu schmerzen.

Was wurde dabei im Gehirn verankert? Positiv betrachtet wurde mein Patient zu einem fleißigen und bedürfnislosen Menschen erzogen, der niemals aufgab. Negativ betrachtet hatte er einen sehr lieblosen und ungesunden Lebensstil erlernt. Die Schultern zeugen davon, dass er sich besonders bei Müdigkeit mit aller Kraft zwingt, aufrecht und tatkräftig zu bleiben, um seinem inneren Anspruch gerecht zu werden. Die hohe innere Anspannung, mit der er schon so lange lebt, war ihm nicht bewusst.

Die Nerven- und die Blutversorgung im Schulter-Nackenbereich wurden behindert. Er konnte schlecht entspannen und schlafen, wodurch der Körper zusätzlich Schwierigkeiten hatte, sich zu erholen und zu entgiften, während er gleichzeitig von sich und seinem Körper Höchstleistungen verlangte. Heute fehlt ihm manchmal immer noch eine gewisse Lebensleichtigkeit und die Fähigkeit, auf lockere Weise neue Lösungen für Alltagsprobleme zu finden. Glücklicherweise hat er im späteren Verlauf seines Lebens neue Räume für seine Kreativität entdeckt, wie beispielsweise das Wandern und Fotografieren.

Praxisbeispiel: Es gibt unzählige Familien- und Lebensgeschichten, die zum Beispiel zu einer sehr ausgeprägten inneren Kargheit führen. Eine Patientin von mir, die mit Burnout-Symptomen kam, hatte – auch zu ihrer eigenen Verwunderung – kein Gespür für ihre ureigenen Bedürfnisse wie Müdigkeit, Hunger oder Durst. Für diese Impulse war besonders in ihrer Kindheit kein Platz gewesen. Ihr Vater war ein sehr schwieriger und cholerischer Mann, der durch sein ungezügeltes Verhalten viel Angst und Not bei Frau und Kindern erzeugte. In der Stressreaktion, die durch solche furchterregenden Erlebnisse im Körper entsteht, verlieren wir die Wahrnehmung für unsere feineren Gefühle, weil sie in einer potenziell bedrohlichen Situation nicht so entscheidend sind. In dem ständigen Überlebenskampf kamen diese Bedürfnisse zu kurz. Und so wuchs sie mit sehr viel Angst und sehr wenig Raum für sich selbst auf.

Was sie nie kennenlernen konnte, waren Gefühle wie Sicherheit, Stabilität und Fürsorge. Weshalb sich diese Patientin viele Jahre bis über ihre körperlichen Grenzen hinaus verausgabte, bis Körper und Seele streikten. Erst durch diese Krise wurde ihre innere Kargheit für sie selbst spürbar und dadurch veränderbar.

Rankt sich das Familienklima um Perfektionismus, z.B. weil schon Opa und Oma oder die Eltern durch Fleiß und Perfektionismus erfolgreich eine eigene Firma aufgebaut hatten, stehen Themen von Erfolg und Scheitern im Raum. Es werden dann oft schon früh geradezu unrealistische Anforderungen an die Kinder gestellt. Dadurch reift aber tief im Inneren das Gefühl heran, »nicht gut genug« zu sein. Menschen mit dieser

Vorgeschichte schaffen es immer wieder, sich in Situationen zu bringen, die sie auf Dauer überfordern. Manche Menschen haben ein besseres Feingefühl für andere als für sich selbst. Oft »herrscht« in ihrem Inneren ein sehr liebloser und strenger Analytiker, der sie regelmäßig kritisiert oder kleinmacht.

Bei anderen Familien stehen vielleicht Krankheiten oder das Kranksein als solches im Vordergrund. Hier werden alle, die dazugehören, krank. Vielleicht bekommen alle die gleichen Schmerzen im Knie wie die Mutter oder Rückenschmerzen wie der Vater.

Jeder von uns hat eine Familiengeschichte. Was ist deine?

Übung 2: Deine Familienwerte

1. Schreibe 3 Familienwerte auf, die dir spontan einfallen, z. B. Fleiß, Erfolg, Trauer, Sehnsucht, Sucht, Ehrgeiz, Angst, Selbstaufgabe, Angst vor Erfolg, anderen dienen, sich selbst kleinmachen, alles besser wissen, sich selbst großmachen usw.

2. Welche sind die 3 wichtigsten Familienanekdoten oder -geschichten, die immer wieder erzählt werden?

Warum sind unsere Familiengeschichten wichtig?

Weil wir bei der Heilung von psychosomatischen Krankheiten neben den alltäglichen Einflüssen, die uns krank machen können, auch diese verborgenen Geschichten im Blick haben sollten. Wenn wir unsere Familiengeschichte mit Güte so anerkennen, wie sie ist, können wir aufhören, sie zu wiederholen oder dagegen anzukämpfen. Wir können lernen, sie als das, was sie ist, zu betrachten: Die Erlebnisse und Erfahrungen anderer, auf denen wir im besten Falle aufbauen können. Wir bekommen dann die Chance, unser Leben in die eigenen Hände zu nehmen.

Zum einen können wir krank werden, in dem wir unserem Familiensystem treu sind, zum anderen können wir auch krank werden durch den inneren Stress, der entsteht, wenn wir dem Familiensystem nicht mehr treu sein können oder wollen. Ein ganz wichtiger Punkt ist, dass durch diese Familienwerte innere Konflikte entstehen. Einerseits wollen wir dem, was wir gelernt haben, treu sein und andererseits spüren wir, dass es nicht guttut, uns jeden Tag völlig zu verausgaben. Dadurch entsteht zusätzlich biochemischer Stress, der uns auf Dauer krank machen kann, auch wenn es sich erst mal gar nicht so dramatisch anfühlt.

Familienwerte erschaffen Muster im Gehirn

Unser Gehirn entwickelt sich durch das, was es erlebt.

Was ich erlebe, bekommt eine Verknüpfung im Gehirn, und was ich nicht erlebe, bleibt mir verborgen, bis ich es erlebe. Glücklicherweise verfügt unser Gehirn über eine große Flexibilität und kann sich bis ins hohe Alter immer wieder umbauen und durch neue Erfahrungen und Erkenntnisse neue Wege einschlagen. Die Familienwerte schaffen einerseits Sicherheit durch eine gewisse Struktur, können aber auch verhindern, dass die Familienmitglieder sich individuell weiterentwickeln.

Das Entscheidende ist, dass die Geschichten unser eigenes Wertesystem und die Pfade in unserem Gehirn mitgestaltet haben. Wenn du dich fragst: »Warum kann ich nicht aufhören zu arbeiten? Warum verliebe ich mich immer in den Falschen / die Falsche? Warum scheitern alle meine Versuche, erfolgreich zu werden? Warum mute ich mir immer zu viel zu? Warum habe ich immer das Gefühl, nicht gut genug zu sein? Was treibt mich an?«, dann hast du es mit solchen Mustern und Werten zu tun. Hinter Gewohnheiten, die wir nicht ohne Weiteres ändern können, stehen solche tief verankerten Familienwerte. Wie schon beschrieben sind diese überlieferten Wertesysteme zum großen Teil unbewusst. Sie zeigen sich oft erst, wenn wir durch eine Krankheit oder andere wiederkehrende Ereignisse dazu gezwungen werden, unsere (ungesunden) Verhaltensweisen zu hinterfragen.

Warum sind solche Muster so schwer zu überwinden?

Die meisten dieser Muster sind unbewusst und gehören zu uns. Wir denken einfach, wir sind so. Es ist unsere Natur. Das gilt besonders für Werte und Verhaltensweisen, die stark emotional aufgeladen sind, wie Kriegsereignisse, Verlust-, Isolations- oder Gewalterfahrungen. Je früher emotionaler Stress erlebt wurde, desto tiefer sind die Auswirkungen im Stoffwechsel und den Glaubenssätzen verankert.

Wenn wir liebevoll willkommen geheißen wurden und in fürsorglicher Geborgenheit aufgewachsen sind, haben sich in unserem Gehirn und unserem Empfinden Erfahrungen wie Sicherheit und Vertrauen ins Leben und unsere Mitmenschen herausgebildet. Durch das Urvertrauen in unsere Eltern und die Menschen, die uns versorgen, entwickeln wir ganz selbstverständlich ein gesundes Selbstwertgefühl und ganz nebenbei ein gesundes Immunsystem.

Nicht jeder hat ein Trauma erlebt, aber viele Menschen haben ein sogenanntes Entwicklungstrauma. Darunter versteht man nicht so schwerwiegende Erlebnisse wie bei Traumata durch körperliche Gewalt oder einen schweren Unfall, dennoch hinterlassen auch sie tiefe Spuren in der Seele und im Gehirn. Ein Entwicklungstrauma entsteht durch wiederholte Erfahrungen von beispielsweise Verlassensein, Nichtgesehen-, Nichtgehört-Fühlen, mangelnder Aufmerksamkeit und besonders durch mangelnden Körperkontakt.

Körperkontakt ist genauso wichtig wie Nahrung

In Studien hat man festgestellt, dass Mäuse, die ausreichend Fürsorge durch Körperkontakt und Felllecken, also Körperpflege, erhalten, ein viel gesünderes Immunsystem ausbilden als Mäuse, die ohne diese Zuwendung aufwachsen. Einen vergleichbaren Effekt können wir bei Menschen sehen.

Sichere Bindung – gesundes Immunsystem

Kinderseelen brauchen eine stabile Bindung zu ihren Eltern oder Bezugspersonen. Eine liebevolle und stabile Bindung zu den Eltern führt zu einem tiefen Gefühl von Sicherheit und Geborgenheit sowie einem gesunden Immunsystem. Die PNI hat festgestellt, dass Kinder, die in einer sicheren Bindung zu ihren Eltern leben, Stress biochemisch viel weniger »wahrnehmen«. Diesen Effekt nennt man »hyporesponsive period«. Die Phase, in der dieses Phänomen auftritt, dauert ungefähr bis zum zehnten Lebensjahr. Kinder mit einer gesunden und stabilen Bindung leben also quasi im biochemischen Schutz ihrer Eltern.

Kinder, die keine stabile und sichere Bindung haben, erleben Stress schon sehr früh hautnah. Dadurch wird allerdings die gesunde Entwicklung des Immunsystems behindert. Gleichzeitig werden bestimmte Rezeptoren, z. B. für Geborgenheit und Vertrauen, gar nicht erst aktiviert, da sie nicht benutzt werden. So haben diese Menschen später nicht nur ein schlechter ausgebildetes Immunsystem, sondern sind zusätzlich weniger resistent gegen Stress und damit insgesamt anfälliger für psychosomatische Krankheiten.

Kinderseelen werden auch dann vernachlässigt, wenn die Eltern mehr aufs Handy schauen als auf ihre Kinder. Wenn sie zwar versorgt werden, aber nicht ausreichend Körperkontakt, Ruhe, liebevolle Aufmerksamkeit und gemeinsame Zeit mit ihren Eltern erleben. Oder wenn ein Elternteil zwar physisch, aber emotional nicht wirklich anwesend ist, wie es etwa bei Depressionen und Süchten der Fall ist.

Ein Entwicklungstrauma kann auch entstehen, wenn Eltern selbst keine liebevolle Aufmerksamkeit bekommen haben und so vielleicht nie gelernt haben, wie man sie anderen geben kann. Kinder brauchen ihre Eltern ganz nah und authentisch. Kinder brauchen ihre Eltern als Spiegel, um sich selbst kennenzulernen. Ein Kind bekommt ein positives Körpergefühl, wenn es von seinen Eltern liebevoll berührt wird. Nur so können die richtigen Bahnen im Gehirn entstehen.

Biochemisch gesehen prägt früher Stress nicht nur unser Gehirn, sondern auch das Immunsystem. Wenn wir bestimmte Qualitäten wie liebevolle Fürsorge und seelische Geborgenheit nicht erleben, werden die Rezeptoren dafür nicht aktiviert, da sie nicht benutzt werden. Unser Gehirn ist in dieser Hinsicht ein echter Sparfuchs.

Durch die enge Verknüpfung von Körper und Seele ist es oft so schwer, unsere Schemata zunächst einmal zu erkennen, geschweige denn unser

Verhalten zu verändern. Wie wir sehen, reicht es nicht aus, sich einfach nur etwas vorzunehmen. Erst durch die Verbindung mit dem alten Schema bzw. Muster im Gehirn können wir unsere alten Strukturen und Überzeugungen überhaupt verstehen und dadurch nach und nach verändern.

Nichts fühlen ist auch ein Gefühl – wenn Selbstschutzmechanismen eingreifen

Um noch ein bisschen tiefer in das Thema einzutauchen, möchte ich mich einem wirklich paradoxen Phänomen zuwenden. Ich treffe immer wieder Menschen, die sich nicht an ihre Kindheit erinnern können oder auf solche, die sehr objektiv über schlimme Ereignisse aus ihrem Leben berichten, dabei aber scheinbar gar nichts empfinden können. Was ist passiert?

Das Phänomen des Nicht-Fühlens taucht immer dann auf, wenn wir etwas erlebt haben, mit dem wir nicht umgehen konnten. Wenn Ereignisse und Gefühle uns überfordern und in eine innere Not bringen. Wie im letzten Kapitel beschrieben haben diese Erlebnisse bzw. Muster keinen Respekt vor der Zeit. Sie erscheinen uns heute genauso überwältigend, wenn sie auftauchen, wie damals, als wir vielleicht ein, zwei oder drei Jahre alt waren.

Es können wenige dramatische Ereignisse sein, die zu einem derart starken Selbstschutzmechanismus führen, oder ganze Lebensphasen, in denen wir nicht willkommen waren, lieblos und herabwürdigend behandelt wurden oder seelische und körperliche Gewalt erfahren haben.

Der Selbstschutzmechanismus ist Teil unserer Stressreaktion. Wie beschrieben schneidet sie uns von unseren Gefühlen ab, um zu überleben und um bei emotionalen Traumata unsere seelische Gesundheit zu bewahren. Denn es ist besser, »nichts zu fühlen«, als vor Angst verrückt zu werden.

Denken ist nicht fühlen

Eine sehr effektive Form dieses Selbstschutzmechanismus ist es, zu denken, was wir fühlen (sollten). Dann beschränkt sich unsere Erlebniswelt auf unseren Kopf und das, was wir glauben, wie es sein sollte. Menschen, die schlimme Dinge erleben mussten und sich innerlich davon abgekoppelt haben, um sie durchstehen zu können, fällt es danach generell sehr schwer, ihren Körper zu spüren. Sie wissen oft im ersten Moment gar nicht, was ich meine, wenn ich frage: »Was fühlst du, wenn du mir das erzählst?«

Praxisbeispiel: Ich habe eine Patientin, in der in solchen Momenten ganz starke, fast schon spirituelle Bilder aufsteigen. Das »fühlt« sich natürlich ganz toll an. Gleichzeitig unterbrechen diese wunderschönen Bilder aber ihre Körperwahrnehmung. Das heißt, sie denkt, was sie fühlt. Im Laufe der Zeit haben wir gemeinsam mehr und mehr verstanden, wie und wann dieses Phänomen auftritt.

In ihrem System stecken so viel Scham und anerzogene Schuldgefühle, dass ihr Unterbewusstsein als Selbstschutz diese Bilder produziert, um sie vor diesen alten, vernichtenden Gefühlen zu schützen.

Dieses Phänomen tritt besonders dann auf, wenn ein Mensch sehr früh und oft emotional existenzielle Erlebnisse gemacht hat. Bei dieser Patientin waren die Eltern noch beide im Studium, als sie geboren wurde. Dadurch nahmen sie sich kaum Zeit für ihr Baby. Als das zweite Kind kam, ließen sie sich nieder, indem sie in eine große Wohnung zogen und die Mutter nicht mehr arbeiten ging.

Nun hatten sie plötzlich viel mehr Zeit und Raum für das zweite Kind als vorher für das erste. Die erste Tochter wuchs also in einer Stimmung des Mangels auf. Sie fühlte sich nicht wirklich willkommen und lernte, dass es besser war, sich zurückzunehmen und nicht zu viel zu fordern. Die zweite Tochter wuchs unter ganz anderen Voraussetzungen auf und lernte, dass sie willkommen war. Sie bekam Unterstützung, ihre Eltern nahmen sich Zeit, wodurch sie sich nicht nur seelisch, sondern auch körperlich und biochemisch besser entfalten konnte.

Dann begann eine neue Leidensperiode für meine Patientin, ihre Eltern hielten ihr nun ständig vor, wie viel besser die kleine Schwester war. Besonders in der Schule flogen der kleinen Schwester die Dinge nur so zu, während meine Patientin sich alles erarbeiten musste. Kein Wunder also, dass sie sich als kleines Mädchen, in eine Traumwelt zurückzog, um den Alltag besser zu ertragen. Nun als Erwachsene ist dieser Selbstschutz-mechanismus jedoch eher ein Hindernis geworden, da es ihr immer noch schwerfällt mit ihrer Umgebung in einem realistischen Kontakt zu bleiben. Dadurch reagiert sie immer wieder unpassend und fühlt sich dann wieder falsch und beschämt. Im Laufe der Therapie lernte sie, mit ihrem Körper und ihrer Wahrnehmung in Kontakt zu bleiben. So entwickelte sie durch jede Sitzung mehr seelische und körperliche Stabilität und ihr negatives Selbstbild löste sich nach und nach auf.

Besonders bei Menschen mit sehr frühen seelischen Verletzungen ist die Körperarbeit eine sehr gute Unterstützung. Es gibt Probleme, die man nicht mit reden lösen kann, sondern indem wir bestimmte Erfahrungen wie Sicherheit, Geborgenheit und Halt fühlen. Indem wir dem Körper das geben, was er damals gebraucht hätte, vermitteln wir tatsächlich auch der Biochemie neue Erfahrungen, die dann in das System neu eingebaut werden.

Der »falsche« Beruf

Praxisbeispiel: Ein Patient von mir hatte einen alkoholkranken Vater, der auf Montage arbeitete. Wenn dieser zum Wochenende nach Hause kam, betrank er sich. In diesem Zustand rastete er regelmäßig aus. Dann wütete er durchs Haus und schrie herum. In seiner furchtbaren Wut war er nicht zu bändigen. Alle hatten Angst vor ihm. Mein Patient erinnert sich nur an wenige Momente aus seiner Kindheit, darunter die Situation, in der sein Vater auf die Mutter losging und die Scheibe der Schlafzimmertür einschlug, hinter der sie sich eingeschlossen hatte. Der Sohn hatte unendliche Angst um seine Mutter. Da er aber erst fünf Jahre alt war, konnte er ihr nicht helfen. Die Ohnmacht, die er dabei erlebte, hat ihn traumatisiert und wirkt bis heute in seinem Leben nach: Obwohl er seinem Traumjob nachgeht, wird er immer wieder krank. Dadurch wuchs in ihm die Überzeugung, dass er den Beruf wechseln müsse, so landete er bei mir. Erst im Laufe der gemeinsamen Arbeit kristallisierte sich heraus, dass er nicht den falschen Beruf hatte, sondern dass durch seine vielen männlichen Kollegen diese tiefe unbewusste Angst vor seinem Vater immer wieder unbewusst aktiviert wurde. Offensichtlich erlebte er dadurch bei der Arbeit großen inneren Stress. Sein Stresssystem wurde überlastet und sein Immunsystem geschwächt, sodass er ständig krank war.

Biochemisch wurde durch seine Arbeit das alte Schema, sprich die alte bzw. unbewusste Verknüpfung von Angst und Mann bzw. Vater, immer wieder aufgerufen. Scheinbar verknüpfte sein Gehirn die vielen männlichen Kollegen mit dem Vaterbild, und besonders bei Meinungsverschiedenheiten oder Diskussionen verallgemeinerte sein Gehirn die Situation und er erlebte die alten Gefühle von Angst und Ohnmacht erneut. Durch dieses in der Regel unbewusste emotional-biochemische Grundrauschen hatte er insgesamt einen höheren Stresspegel, was sein Immunsystem zusätzlich schwächte.

Auch das ist ein gutes Beispiel dafür, wie uns alte Geschichten, die wir schon längst vergessen haben, krank machen können. Bei diesem Fall hätte auch eine einfache Deutung nicht die Lösung gebracht. Hier war es besonders wichtig, die Geschichte und die Symptome ganz aufmerksam zu betrachten und zu verstehen. Dadurch tauchte die Lösung quasi von alleine auf. Durch die Beschäftigung mit seiner Geschichte wurden ihm die alten Ängste nach und nach bewusst. Er konnte nun besser wahrnehmen, wie die Ängste sein Körpergefühl und sein Empfinden veränderten. Durch die Körperarbeit gelang es uns, die Spannungen im Körper deutlich zu reduzieren. Je mehr er »auftaute«, desto besser konnte er für sich sorgen. Indem er sich besser abzugrenzen lernte, wurde es viel leichter, sich auch auf die Kollegen einzulassen. Neue Kontakte und Freundschaften entstanden, die er heute als große Unterstützung erlebt.

Praxisbeispiel: Eine andere Patientin wurde im Nachkriegsdeutschland als uneheliches Kind geboren. Obwohl ihre Mutter und sie bei der Familie wohnen konnten, war das Gefühl der Schande und Scham über das Kind sehr groß. Die Familie ließ sie das auch immer wieder spüren. Die Stimmung war sehr belastend, nicht nur für die junge Mutter, sondern auch für ihr Kind, meine Patientin. Sie erinnert sich nur sehr bruchstückhaft an diese Zeit, in der sie mit dem Gefühl aufwuchs, nicht willkommen zu sein. Ihr Leben lang plagten sie Schuldgefühle und von ihrer Mutter wurde sie immer wieder für ihrer beider Lage verantwortlich gemacht. Bis heute sind die Schuldgefühle ein großes Thema in ihrem Leben. Sie hat unterschwellig oft das Gefühl, es nicht »verdient« zu haben, glücklich oder erfolgreich zu sein oder geliebt zu werden. Sie beschäftigen Fragen wie: Bin ich willkommen? Bin ich verantwortlich? Was habe ich meiner Mutter angetan? Das Vergessen schirmt sie bis heute ab und schützt sie so vor ihren existenziellen Ängsten und Zweifeln.

Das Vergessen schlimmer Ereignisse ist ein ausgesprochen wichtiger unbewusster »Selbstschutzmechanismus« bei Menschen, die viel Verlust, Gewalt und seelische Not erlebt haben, insbesondere bei Kindern, die auf ihre Eltern angewiesen sind und nicht einfach weglaufen können. Je früher wir diese Erfahrungen machen, desto tiefer und stärker ist der Mechanismus, der das eigene Spürbewusstsein unterdrückt. Der Selbstschutzmechanismus hat deshalb so große Macht, weil er unmittelbar mit unserem ganz archaischen Überlebensinstinkt verknüpft ist. Er sitzt tief in unserer Seele und greift ein, noch bevor wir selber bewusst wahrnehmen, was gerade los ist.

Diesen Selbstschutzmechanismus kann man auch nicht einfach »wegtherapieren« oder ihn mit Willenskraft loswerden, denn unsere Seele bzw. unsere Biochemie hält aus tiefster Überzeugung daran fest.

Immer für die anderen da sein

Auch bei dieser Überlebensstrategie vergisst der Mensch sich selbst und verliert den Kontakt zu seinen eigenen Grundbedürfnissen wie z. B. Essen, Trinken, seelische Geborgenheit, Sicherheit und Unversehrtheit. Dieser Selbstschutzmechanismus entsteht z. B. oft bei Kindern von Alkoholikern oder Eltern mit psychischen Problemen. Denn es scheint sicherer zu sein, für den anderen da zu sein, als die eigenen Bedürfnisse zu äußern.

Solche Kinder bekommen nicht die Liebe, Geborgenheit und Fürsorge, die sie brauchen. Weil das aber essenziell für unser Überleben und Gedeihen ist, beginnen diese Kinder unbewusst, sich nach ihren Eltern zu richten. Gleichzeitig entsteht im Körper eine innere Spannung, um sich selbst aufrecht zu halten, um schon früh erwachsen zu sein und den Eltern helfen zu können oder sich selbst schützen zu können.

Je früher diese Erlebnisse stattfinden, desto tiefer werden Verlassenheit und Haltlosigkeit in Körper, Seele und Biochemie eingebaut. Im Erwachsenenalter fällt es diesen Menschen dann sehr schwer, die eigenen Gefühle und Bedürfnisse zu spüren sowie ihre tiefen Verspannungen wieder loszulassen.

Wenn dann im Alltag weitere Anforderungen oder Krisen dazukommen, stapeln sich die Spannungen und es entstehen ein chronisches Schulter-Nacken-Syndrom, chronische Nebenhöhlenentzündungen oder viele andere Beschwerden – je nachdem, wo der jeweilige Körper seine Schwachstelle hat.

Das Gefühl, »nichts zu fühlen«, ist oft das Tor zur Seele

Es wirkt vielleicht ein bisschen paradox, sich darauf einzulassen, »nichts zu fühlen«, aber es lohnt sich. Denn durch dieses Gefühl kommen wir direkt bei uns selbst an. Für mich ist es jedes Mal ein magischer Moment, wenn sich ein Mensch auf dieses Nicht-Fühlen einlässt und spürt, dass da etwas ist! Denn auch nichts zu fühlen ist ein klares Gefühl. Wenn wir uns darauf einlassen können, öffnet sich das Tor nach innen.

Es ist ein ganz besonderer Moment, der viel Achtsamkeit und Raum benötigt. In diesen Momenten entsteht viel seelische Aktivität, innere Bilder tauchen auf und Gefühle können spürbar werden und abfließen und damit heilen. Früher hat der Selbstschutzmechanismus uns gerettet und war überlebenswichtig. Heute macht er uns eng und verhindert vieles. Wir haben dann das Gefühl, unser Leben verläuft immer in denselben Bahnen und selbst wenn wir eine Therapie oder ein Coaching machen, verändert sich nichts oder nicht so viel wie erhofft.

Die Selbstschutzmechanismen können wir nur annehmen und würdigen als das, was sie sind: Sie haben uns einst das Leben gerettet oder uns vor dem Verrücktwerden bewahrt. Dafür können wir aufrichtig »Danke« sagen! Oft ist das auch ein sehr berührender Augenblick, denn indem wir den Überlebensmechanismus annehmen, spüren wir die tiefe innere Notwendigkeit, die ihn hervorgebracht hat.

Die Körperorientierte Psychotherapie ist in solchen Momenten sehr hilfreich. Sie schlägt eine wohlwollende Brücke zwischen Kopf und Körper. Durch die haltgebende Körperarbeit bekommen Körper und Biochemie genau das, was sie damals so dringend gebraucht hätten: Sicherheit, Geborgenheit, Ruhe und Halt. Der alte Stress kann abfließen. Die biochemischen Muster im Gehirn werden umgebaut, weil wir nun mit Körper, Seele, Geist und Biochemie eine neue Erfahrung machen. Wir spüren zwar die alte Angst, aber wir sind dieses Mal nicht allein. Wir erleben, wie es ist, das zu bekommen, was wir schon früher gebraucht hätten. In unserer Seele und den biochemischen Prozessen kann sich jetzt im Nachhinein der Kreis zum Guten schließen. Bei sehr frühen Traumatisierungen gleicht dieser Prozess einem langsamen Schmelzen, das sich über einen längeren Zeitraum erstreckt. Als Faustregel sagt man, die Heilung dauert in etwa so viele Monate, wie der Zustand in Jahren angedauert hat.

VERMEIDUNGSSTRATEGIEN – WAS WIR ALLES TUN, UM NICHT ZU FÜHLEN

Abgesehen von dem Selbstschutzmechanismus »nichts fühlen«, der uns unbewusst schützt, haben wir ein fast unerschöpfliches Arsenal an Möglichkeiten, uns selbst vom Fühlen abzuhalten. Die bekanntesten sind wohl: Arbeit, Fernsehen, Computerspiele, chatten oder der Konsum von Alltagsdrogen wie Kaffee, Schokolade und Alkohol.

Beim starken Medienkonsum sind die Vermeidungsstrategien besonders offensichtlich. Wir lenken uns einfach ab, indem wir uns mit etwas anderem beschäftigen. Solange wir unseren Geist beschäftigt halten, haben wir kaum eine Möglichkeit, zu fühlen, was in uns los ist, welche inneren Bedürfnisse, Empfindungen oder Störungen unseres inneren Gleichgewichts uns bewegen. Andere Vermeidungsstrategien sind nicht so offensichtlich, da sie in der Regel auf unseren unbewussten Schemata beruhen.

Wir empfinden sie oft als Teil unserer Persönlichkeit und wundern uns nur manchmal über uns selbst. Sie sind schwerer zu greifen und zu verändern, entwickeln aber oft sehr ungesunde Dynamiken in unserem Alltag. Deshalb möchte ich hier einige Strategien etwas ausführlicher beschreiben, die mir oft in der Praxis begegnen.

Wir leben in einer Welt, in der es zum guten Ton gehört, zu funktionieren. Wir werden von allen Seiten »ermutigt«, uns abzulenken. Oft höre ich von meinen Patienten, dass sie einfach »keine Zeit« haben, auf ihre eigenen Bedürfnisse achten. Wir sind so darauf getrimmt, jederzeit zu funktionieren, dass es einem fast schon unnatürlich vorkommt, auf seine eigenen Bedürfnisse Rücksicht zu nehmen. Als würde man irgendwie den Verkehr aufhalten, als wäre man dann nutzlos, als würde es sowieso keinen interessieren. Ein Argument, das ich oft in meiner Praxis höre, ist: »Die anderen haben diese Probleme nicht!«

Im Folgenden beschreibe ich einige besonders häufig verwendete Vermeidungsstrategien ausführlicher. Sie sind mir deshalb so wichtig, weil sie überwiegend unbewusst ablaufen und viele Menschen sie für Charaktereigenschaften halten.

HILFSBEREITSCHAFT

Eine andere sehr verbreitete Vermeidungsstrategie ist die Hilfsbereitschaft. Eine sehr anerkannte Tugend in unserer christlich geprägten Gesellschaft und grundsätzlich eine sehr gute Eigenschaft. Aber auch hier macht die Dosis das Gift!

Wenn wir uns mehr um andere kümmern als um uns selbst, wird es kritisch. Bei manchen Menschen wird das Helfen auch zum Selbstzweck. Sie fühlen sich nur dann wohl, wenn sie sich gebraucht fühlen und wenn ihnen Dankbarkeit entgegenschlägt. Mit dieser Methode versuchen wir, ein mangelndes Gefühl von Willkommensein und selbstverständlichem Versorgtsein zu beruhigen. Besonders Menschen, die selber einen Mangel an liebevoller Fürsorge, Versorgung und Geborgenheit erfahren haben, geben dann anderen das, was sie selbst so dringend brauchen bzw. gebraucht hätten: liebevolle Aufmerksamkeit, Fürsorge und das Gefühl, nicht alleine zu sein.

Wenn die Hilfsbereitschaft zum Selbstzweck wird, sind wir oft nur noch im Außen. Spüren die vermeintlichen Bedürfnisse anderer und erfüllen sie. Das Problem ist natürlich, dass wir dabei selbst zu kurz kommen und auf Dauer unsere innere Leere und Einsamkeit größer werden.

ARBEIT

Wer arbeitet, kommt nicht auf dumme Gedanken und hat auch keine Zeit, zu spüren, wie er oder sie sich gerade fühlt. Die eigenen Gefühle, Empfindungen oder die wirkliche innere Wahrheit fallen unter den Tisch, so müssen wir uns auch nicht damit auseinandersetzen. Konflikte bei der Arbeit und innere Unzufriedenheit beginnen dann ein verborgenes Eigenleben und führen langfristig zu psychosomatischen Krankheiten. Diese Lebensweise ist sehr weit verbreitet und gesellschaftlich sehr anerkannt. Da viele von uns gar nicht gelernt haben, mit ihren Gefühlen wohlwollend umzugehen, fühlt sich diese Variante eigentlich ganz normal an – bis wir erkranken.

Die Krankheit zeigt uns dann erst unsere Grenzen auf und stellt uns vor zunächst fast unlösbare Probleme: Die Änderung unseres Lebensstils steht dringend an! In der Ruhe, die durch die Krankheit entsteht, tauchen dann bestimmte Themen auf. Besonders bei dieser Variante erlebe ich oft die große Verwunderung über die Krankheit, denn die Patienten haben trotz allem das Gefühl, »alles richtig gemacht zu haben«.

ADRENALINKICK

Adrenalin kickt einen so richtig. Ich war selbst jahrelang Adrenalin-Junkie und muss sagen: Das Adrenalin funktioniert super. Bei mir äußerte es sich in der Erschaffung von großem Zeitdruck. Ich lernte oder arbeitete, bis es eigentlich schon zu spät war, um einen bestimmten Termin einzuhalten. Dann schoss das Adrenalin in mein Blut und ich war für den Rest des Tages hellwach. Immer ein bisschen in Eile. Im Verkehr immer zu schnell, immer ein bisschen gefährlich. Beim Autofahren essen, telefonieren und im Kreisel abbiegen, alles gleichzeitig. Das geht, wenn man genug Adrenalin im Blut hat.

Manche betreiben in der Freizeit einen Sport, der viel Adrenalin ausschüttet, wie Fallschirmspringen, Autorennen, Bungeejumping oder Klettern. Schwierig wird es, wenn wir die ganze Woche über einen hohen Stresspegel haben und dann am Wochenende durch ein Hobby noch einen Adrenalinkick draufsetzen. Der Kopf fühlt sich dann zwar in dem Moment des hohen Adrenalinlevels wohl, doch dem Körper fehlt auf Dauer die Ruhe zur Regeneration.

STREIT

Streit oder Auseinandersetzungen kommen vor, sie sind auch sehr wichtig für jede gesunde Beziehung. »Streiten verbindet« ist eine alte Devise aus der Psychotherapie. Manche Menschen, Paare oder Freunde streiten sich aber nicht nur um verschiedene Ansichten oder darum, wer recht hat, sondern häufig und ganz unbewusst, weil sie Distanz herstellen müssen. Diese Distanz oder den Freiraum, der dadurch entsteht, dürften sie sich, vermutlich aufgrund ihrer guten Erziehung und den damit verbundenen Werten, normalerweise nicht erlauben!

Achte einmal beim nächsten Streit mit deiner Partnerin darauf, ob du nicht einfach mal nur für dich sein wolltest?

Wenn sich die Beteiligten in schier unendlichen Diskussionsschleifen verlieren, handelt es um eine sehr effektive Vermeidungsstrategie. Denn jegliches Bedürfnis nach Nähe, das Gefühl von Vertrauen, aber auch unangenehme zwischenmenschliche Themen, wie eine ehrliche Aufarbeitung von z. B. gegenseitigen Verletzungen oder Missverständnissen, verschwinden durch das Streiten vollkommen aus unserem Bewusstsein. Man ist nur noch mit dem Streiten bzw. dem »Überleben« und »Durchhalten« beschäftigt. Unsere verletzlichen Seiten, die durch eine liebevolle, entspannte und zärtliche Stimmung spürbar werden könnten, bekommen erst gar keine Chance, ins Bewusstsein zu dringen.

Es gibt Paare, die sind sich wenigstens beim Streiten vollkommen »einig« und halten sich so auf eine anstrengende und letztendlich sehr erschöpfende Weise im Gleichgewicht.

Streiten dieser Art verhindert auf jeden Fall sehr zuverlässig jede Art von Nähe und Vertrauen, egal in welcher Art von Beziehung, und gleichzeitig schneidet es uns selbst von unseren eigenen tieferen Gefühlen ab. Wir brauchen unsere Sehnsucht nicht zu spüren, unsere Angst vor Nähe und die Angst, verlassen zu werden. Wir können Menschen auf Abstand halten und in gewisser Weise auch unter Kontrolle.

GRÜBELN

Denken ist nicht fühlen, doch das Grübeln fühlt sich oft so richtig an! Einige Menschen versuchen, ihre Probleme durch Analyse zu verstehen. Wenn wir aber nur noch darüber nachdenken, was wir alles falsch machen und wo unsere Schwachstellen sind, landen wir nach und nach in einer Gefühlslage des Mangels und der Negativität.

In meiner Praxis begegne ich dann sehr strengen und lieblosen »Psychoanalytikern« im Inneren meiner Patientinnen, deren Hauptaufgabe darin zu bestehen scheint, sie fertigzumachen. Gegen eine nachträgliche Problemanalyse ist natürlich nichts einzuwenden, diese Art der Vermeidungsstrategie kann äußerst lieblose und geradezu vernichtende Züge annehmen. Nichts ist gut genug, alles wird innerlich kritisiert und verurteilt. Die innere Stimme gibt immer der Person selbst die Schuld. Sie ist nicht in der Lage, die Situation von einem ganzheitlichen Standpunkt aus zu betrachten, und lässt in der Regel kein gutes Haar an uns. Besonders niederträchtige Gedanken sind solche, bei denen wir uns rückwirkend für etwas verurteilen, anstatt aus dem Vergangenen zu lernen.

Das zieht uns in ein dauerhaftes, melancholisches Grübeln und eine nie endende Flut innerer Vorwürfe. Das Grübeln, schneidet uns sehr effektiv von unseren Gefühlen im Hier und Jetzt ab und hält uns im Hamsterrad unserer Gedanken gefangen. Auch dieses Verhalten erzeugt hohen inneren Stress, der auf Dauer krank macht.

Dieser Variante begegne ich sehr häufig bei Burnout-Patienten. Es handelt sich oft um freundliche, fleißige Menschen, denen es wirklich schwerfällt, sich angemessen abzugrenzen. Sei es aufgrund ihrer Erziehung oder weil sie es nie gelernt haben oder durften (siehe Familienwerte).

Doch wer immer nachgibt, steht irgendwann mit dem Rücken an der Wand! Das Problem bei dieser Strategie ist, dass wir uns um des lieben Friedens willen, mehr nach außen als nach innen richten.

Praxisbeispiel: Eine Patientin, die nach diesem Prinzip eine Abteilung leitete, hatte in manchen Momenten das Gefühl, ihre Mitarbeiter säßen förmlich auf ihrem Schreibtisch. Für sie war es eine große Erleichterung, feste Sprechzeiten einzuführen und keine Gespräche zwischen Tür und Angel mehr zu führen. Dieses Instrument erlaubte es ihr, bessere Grenzen bei der Arbeit zu ziehen und mehr Freiraum für ihre eigentliche Tätigkeit zu erhalten.

SÜNDENBOCK-PRINZIP

Besonders in Familien oder sozialen Gruppen, in denen es Spannungen gibt, die nicht aktiv gelöst werden können, bietet es sich an, die negativen Gefühle, Schuldzuweisungen und die Verantwortung für die Misere auf einen Sündenbock oder eine Sündenbockgruppe von Menschen zu projizieren, die aus irgendeinem Grund anders und schwächer sind. Warum? Weil sich dann niemand mit seinen eigenen Problemen und Gefühlen beschäftigen muss!

Auf diese Weise entsteht ein sehr wirkungsvoller »Ersatzschauplatz«, der sich in Systemen bildet, in denen die Wahrheit unter den Teppich gekehrt wird. Es ist eine Vermeidungsstrategie, die auch von mehreren Menschen, die frustriert, wütend oder unglücklich sind, gleichzeitig genutzt werden kann. Sie lenken unbewusst ihren Frust auf andere, die unbeliebt, unterlegen oder auf irgendeine Weise zur Randgruppe geworden sind. Heute kennen wir dieses Verhalten auch unter dem Begriff »Mobbing«. Niemand muss sich mit seiner eigentlichen inneren Wahrheit beschäftigen. Es ist, als würden besonders Menschen, die selbst sehr verletzt sind, lieber andere verletzen, anstatt sich mit ihren eigenen Verletzungen zu beschäftigen. Also anderen das antun, was sie selbst erlebt haben.

SELBSTSABOTAGE ODER DAS PROBLEM DER OBEREN GRENZE

Zu spät ins Bett gehen, zu viel Kaffee trinken, zu viel Süßes essen, zu viel Geld ausgeben – was tust du, um dich unbewusst zu schwächen? Welche Gewohnheiten hast du entwickelt, die dir deine Kraft rauben? Vor allem das Spät-ins-Bett-Gehen, das lange Arbeiten am Computer und andere Arten, sich selbst den Schlaf zu rauben, sind weit verbreitete Gewohnheiten.

Bei vielen geht es auch um das Thema Geld: Viele Menschen fühlen sich reich, wenn sie Geld ausgeben können. Das fühlt sich in dem Moment des Ausgebens oft sehr gut an, führt aber hinterher meistens zu einer Art »Kater«. Denn dann landen sie schnell wieder bei dem alten Gefühl, nicht genug Geld zu haben. Ein Teufelskreis, der immer wieder mit dem gleichen negativen Selbstwertgefühl bezahlt wird.

Es scheint so, als gäbe es in unserem Inneren eine unbewusste obere Grenze des Glücks oder der Erfüllung, die unser System einfach nicht überschreiten möchte.

Jeder von uns hat seine eigene Komfortzone, das beste Maß an Erfolg, Liebe, Lebendigkeit oder Wohlstand, welches wir uns selbst erlauben können und dürfen. Das Maß richtet sich nach dem, was wir über uns selbst gelernt haben. Waren wir willkommen? Was konnten sich unsere Eltern selber erlauben? Haben sie eine glückliche Beziehung geführt? Waren sie glücklich und erfolgreich oder haben sie für ihren beruflichen Erfolg ihre Liebe oder die Gesundheit geopfert? Was haben sie verdient, was darf ich verdienen? Darf ich ein glückliches Leben leben, obwohl meine Mutter oder mein Vater so unglücklich, krank, verzweifelt, erfolglos oder wütend war? Was darf ich fordern? Was steht mir zu? Habe ich es verdient, Anerkennung für meine Bemühungen zu bekommen oder nicht? Werde ich gesehen und gewürdigt als das, was ich bin und kann? Und darf ich sogar glücklicher und erfolgreicher sein als meine Eltern?

Wie sieht es mit dir aus? Was hast du über dich gelernt? Kennst du deine obere Grenze?

Gibt es ein bestimmtes Obermaß an Kraft, Erfolg oder Glück, bei dem du anfängst, dir bewusst oder unbewusst selbst zu schaden? Das Problem der oberen Grenze ist nicht leicht zu beheben, denn wie bei all unseren Mustern entwickelt es eine Art Sogwirkung. Wir machen dann Fehler und erleiden Unfälle, vielleicht sogar obwohl wir aufgepasst haben!

Die Auswirkungen unserer unbewussten oberen Grenze erleben wir, wenn wir uns beispielsweise im Augenblick eines großen Erfolgs verletzen oder an anderer Stelle (unbewusst) einen Streit anzetteln, der uns dann das Gefühl des Erfolgs verhagelt. Vielleicht haben wir auch gerade Menschen im Freundeskreis gesucht, die uns im passenden Moment bestätigen: »Das schaffst du sowieso nicht« oder »Das kannst du doch gar nicht!« Eine andere unbewusste Technik, um diese imaginäre obere Grenze nicht zu überschreiten, ist es, sich zu verschulden. Dann können wir uns den Erfolg vielleicht erlauben, aber nur zu dem Preis, ein Leben lang arbeiten zu müssen, um die Schulden abzutragen.

Der amerikanische Psychologe Gay Hendricks hat sich sehr intensiv damit beschäftigt und ein Buch zu dem Thema geschrieben. Er bestätigt, dass das Problem der oberen Grenze verhindert, dass Menschen ihr volles Potenzial entfalten, ihre eigentliche Stärke (Hendricks 2010).

Wir bzw. unser Gehirn fühlt sich einfach sicherer in den gewohnten Verhältnissen. Das gewohnte Maß fühlt sich vertraut und sicher an, auch wenn wir uns dafür runterdimmen müssen. Im Alltag bemerken wir vielleicht nur eine merkwürdige Tendenz, uns selbst zu schwächen, indem wir, wie oben beschrieben, viel zu spät ins Bett gehen oder zu viel Geld ausgeben.

Wir schwächen uns also unbewusst, um ein zugrunde liegendes negatives Gefühl von Inkompetenz, Mangel, Schwäche oder Überforderung zu erhalten. Das kann sogar im Namen der Gesundheit, durch Diäten, Fasten oder exzessiv betriebenen Sport passieren.

Praxisbeispiel: Eine Patientin hatte über einen längeren Zeitraum ihre Tabletten falsch eingenommen und konnte dadurch kaum noch schlafen. Bis ihr das klar wurde, dauerte es einige Monate, in der sie sehr stark abbaute. Ein anderer Patient hatte immer wieder mit Magenbeschwerden zu kämpfen und hielt deshalb strenge Diät. Dazu gehörte eine regelmäßige Darmreinigung, ähnlich wie beim Fasten. Die Darmreinigung machte er aber so oft, dass er Magen und Darm damit sogar schädigte und auf diese Weise künstlich seine Schmerzen und Beschwerden verlängerte, wenn nicht sogar hervorrief und obendrein ständig total ausgelaugt war.

Warum machen wir das? Warum dimmen wir unsere Kräfte, unsere Leistungsfähigkeit oder unsere Lebenslust herunter?

Wenn wir Gefahr laufen, über unser »erlaubtes« Maß hinauszugehen, geraten wir in Konflikt mit unseren alten Mustern. Manchmal besteht der Hauptkampf gar nicht darin, in der äußeren Welt erfolgreich zu werden, sondern darin, unsere alten Muster zu überwinden. Dann kommen der Erfolg, die Liebe oder die neue Wohnung ganz von selbst. Es lohnt sich daher, die eigene Grenze bewusst zu erforschen und zu erweitern.

04 | FÜHLEN IST GESUND – SELBSTWIRKSAMKEIT ANSTATT OHNMACHT

Genauso wie unsere Biochemie durch bestimmte Lebensereignisse sozusagen »aufgepeitscht« wird, können wir durch Ruhe, Entspannung und Zufriedenheit die Wogen in unserem Inneren glätten und unser ganzes System gewissermaßen in ruhigeres Fahrwasser bringen.

Glücklicherweise wurden in der modernen Stressforschung auch die Wirkungswege der biochemischen »Gegenspieler«, die Botenstoffe der Entspannung, Entgiftung und Regeneration, unter die Lupe genommen. Gefühle und Umstände wie Geborgenheit, Zufriedenheit, Zuwendung sowie soziale Verbundenheit beruhigen nicht nur unsere Seele, sondern lassen auch den Stress abfließen und stärken unsere Stressresistenz.

Das bedeutet: Unabhängig davon, was wir über Geborgenheit, Sicherheit oder Zuwendung gelernt haben, unser Körper braucht die Gegenpendelbewegung der Entspannung, um gesund zu bleiben.

Alle ursprünglichen Überlebens- und Selbstheilungsmechanismen arbeiten immer nach dem gleichen genialen Schema, dem Gegenpendelprinzip. Dennoch dauert es im Schnitt 72 Stunden, bis die Flutung durch Stresshormone nach einem einzigen stressigen Ereignis wieder abgeflossen ist.

Zufriedenheit baut Stress ab

Natürlich fällt es nicht jedem Menschen gleicht leicht, sich zu entspannen. Zufriedenheit sowie Sicherheit (und damit auch Entspannung) müssen nicht unbedingt ihren Ursprung in einer glücklichen Beziehung oder regelmäßigen sportlichen Aktivitäten haben, sie entspringen eher einer guten Selbstversorgung.

Besonders für Menschen, die schlechte Erfahrungen mit Nähe, Geborgenheit oder Sicherheit gemacht haben, kann es sehr hilfreich sein, ein gutes Ritual zu entwickeln. Regelmäßige Spaziergänge oder die Teilnahme an einem Kurs wie Feldenkrais, Thai Chi, Trommeln oder das regelmäßige Singen in einem Chor erzeugen nachweislich biochemische Entspannung und Seelenfrieden.

Bei den Studien der PNI kam es zu einer sehr überraschenden und bedeutsamen Erkenntnis: Bei den Teilnehmerinnen, die im Laufe einer Woche regelmäßig an einem oder mehreren solcher heilenden Rituale teilnahmen, senkte sich der Spiegel der Stresshormone nicht nur kurz ab, sondern es kam zu einer Art Langzeitschutz. Der Pegel der Stresshormone stieg über 48 Stunden nicht an. Es entstand also sogar eine Art Schutz vor Stress.

Nachdem wir in den vorherigen Kapiteln die Seite beleuchtet haben, wie Stress und Dauerstress uns krank machen können, werde ich im Folgenden beschreiben, wie wir aus einer schier unendlichen Fülle an Möglichkeiten schöpfen können, um unser Immunsystem zu stärken und damit unsere Selbstheilungskräfte tatkräftig zu unterstützen.

POSITIVE GEFÜHLE UND POSITIVE BIOCHEMIE IM KÖRPER FÖRDERN

Ob ein Spaziergang, Sport, Tanzen, Singen oder Handwerken – alles, was dir guttut, was dir das Gefühl gibt, aktiv zu entspannen, hilft deinem Körper, den erlebten Stress abzubauen. Eine eminent wichtige Zutat für unsere Entspannung, gewissermaßen ein Umschaltknopf für das Nervensystem, ist Zufriedenheit.

Es geht also nicht darum, wieder etwas zu leisten oder etwas richtigzumachen, sondern viel eher sollte hier ein bewusstes Gefühl von Zufriedenheit und Seelenfrieden in den Vordergrund treten. Die gute Nachricht: Wir sind kein Spielball des Lebens, das uns mal mit diesem Gefühl segnet und mal mit einem anderen. Zufriedenheit ist ein bewusster Prozess und erlernbar!

Wenn wir uns also jeden Tag ein bisschen Zeit und Ruhe gönnen, stärken wir nicht nur unser Immunsystem, sondern können sogar unsere Stressanfälligkeit zusätzlich senken.

Raum schaffen für Entspannung

In unserem Gehirn gibt es verschiedene Frequenzbereiche, die für die verschiedenen Formen der Wachheit wie Aufmerksamkeit, Stress, Entspannung oder Tiefenentspannung verantwortlich sind. Ich möchte an dieser Stelle einen kurzen Abriss darüber geben, denn ein Bewusstsein dieser Frequenz- beziehungsweise Wellenbereiche kann dir helfen, bewusst deine Erholung zu steuern.

Beta-Wellen: Diese Wellen entsprechen unserem normalen Alltagsbewusstsein, bei dem wir wach, aufmerksam und aufnahmefähig sind. Stress zeigt sich durch erheblich höhere Gehirnwellen, die auf starke Aktivität hinweisen.

Alpha-Wellen: Sie schlagen eine Brücke zwischen Bewusstsein und Unterbewusstsein. In diesem Zustand sind wir entspannt und wach zugleich. Wir sind auf ganz relaxte Weise sehr gut mit unserem Inneren und unserer Intuition verbunden. Wir können im Sitzen oder im Liegen in den Alpha-Zustand fallen. Dieser Zustand beginnt schon, wenn wir uns einfach nur hinlegen und die Augen schließen. Wir können ihn aber auch durch bewusstes Atmen, Yoga oder andere Entspannungsverfahren aktivieren. Er verstärkt unser Spürbewusstsein, verbindet uns mit unserer Intuition und unterstützt uns bei der Arbeit mit inneren Bildern.

Theta-Wellen: Im Theta-Zustand erreichen wir eine tiefe Entspannung, die sehr nährend und heilsam für unser ganzes System ist. Die Tiefenentspannung kann ebenso durch die haltgebende Körperarbeit entstehen oder durch Meditation.

Delta-Wellen: Die niedrigste Frequenz im Gehirn findet sich bei den Delta-Wellen, hierbei handelt es sich um Zustände von Tiefschlaf, tiefer Trance oder tiefer Hypnose.

Wichtig ist: Das Nervensystem kann nur dann seine Wirkrichtung ändern, wenn es echte Ruhe bekommt. Wenn wir in unserer Pause doch noch ein paar wichtige Anrufe machen oder kurz auf dem Handy herumspielen, verhindern wir die wirkliche Entspannung. Wir sollten besser einen Spaziergang machen, uns wenn möglich kurz hinlegen oder auf eine Bank setzen und einfach die Sonne auf unserer Haut spüren oder im Sitzen die Augen schließen. Unser Nervensystem ist absolut ehrlich und zuverlässig. Es macht immer genau das, was wir von ihm wollen. Das heißt, solange wir geistige Leistung abfordern oder uns mit schnellen Eindrücken von außen beschäftigen, ist es vor allem in den Beta-Wellen aktiv. Wenn wir keine Leistung abfordern, kann es umschalten in Alpha- oder gar Theta-Zustände, die es dringend zum Entspannen und Regenerieren braucht.

Im weiteren Verlauf des Buchs werde ich daher zwischen aktiven und passiven Pausen unterscheiden.

Eine alltägliche Pausenkultur pflegen

Um im alltäglichen Trubel gesund zu bleiben, ist es sehr wirkungsvoll, eine individuelle Pausenkultur für sich zu entwickeln, die dir guttut, die dich nährt, die dir erlaubt, dich zu entspannen. Es muss auch nicht jeden Tag das gleiche Ritual sein. Vielleicht gibt es weiterhin Tage, wo es einfach nicht funktionieren will. Das ist okay, verurteile dich nicht. Aber umso wichtiger ist es dann, zu einer guten und für dich nährenden Routine zurückzukehren.

Wie oft am Tag denkst du »Ach, ich mache noch kurz dies und das fertig« anstelle von »Ich gönne mir eine kurze Ruhephase«? Dabei gehst du unachtsam über deine Gefühle und körperlichen Bedürfnisse hinweg, obwohl sie zu deinem Selbstheilungssystem gehören.

Das sind die Momente, in denen du nun ganz konkret etwas ändern kannst, wenn du es möchtest.

Praxisbeispiel: Einer Patientin mit einem sehr ausgeprägten Burnout-Syndrom riet ich, als sie nach fast sechs Monaten zurück zur Arbeit ging, ihr Pausenverhalten von Grund auf zu ändern. Anstatt vor dem Computer zu essen, geht sie seitdem in ihren Arbeitspausen nach draußen. Sie macht einen kleinen Spaziergang an der frischen Luft, der ihr sehr dabei hilft, innerlich Abstand von der Arbeit zu bekommen. Dann setzt sie sich auf eine Bank (möglichst abgeschieden von anderen Menschen), atmet ganz bewusst ein und aus, schaut aufs Wasser und isst dabei achtsam ihre mitgebrachten Brote. Bei schlechtem Wetter geht sie in ein Café, wo sie sich gemütlich hinsetzen kann. Seit sie diese neue Pausenkultur eingeführt hat, fühlt sie sich leistungsfähiger und geht abends viel entspannter nach Hause. Eine kleine Veränderung mit großer Wirkung.

Ruheinseln schaffen

Egal ob am Tag oder Abend, es ist immer nützlich, sich kleine Ruheinseln zu schaffen und zu erhalten. Eine gute Möglichkeit ist eine Teepause, ein kurzer Spaziergang oder mit Genuss ein Stück Obst zu verspeisen. Das fängt schon beim bewussten Kauen an.

Ich möchte dir nun zwei einfache und sehr wirkungsvolle Entspannungsübungen vorstellen, die du jederzeit anwenden kannst.

Übung 4: Kleine Atemmeditation

Setz dich in eine ruhige Ecke oder auf eine Bank im Freien.
Stell deine Füße fest auf die Erde und setz dich bequem und aufrecht hin. Du kannst dich auch dabei anlehnen.
Nun fokussiere deine Aufmerksamkeit auf die Atemluft, die an deiner Nasenspitze ein- und ausströmt.
Nimm dir bewusst 5–10 Atemzüge Zeit.
Klingt banal, ist aber sehr effektiv.
Du kannst diese Übung überall und zu jeder Zeit machen, im Büro oder bei einem anstrengenden Meeting, ebenso wie an der Bushaltestelle oder abends zu Hause zum Entspannen.

Wenn du etwas mehr Zeit zur Verfügung hast, kannst du diese Übung um die nächsten Schritte erweitern:

Übung 5: Atemmeditation für den ganzen Körper

Setz dich wieder in eine ruhige Ecke oder auf eine Bank im Freien, wo du ungestört bist.
Stell deine Füße fest auf die Erde, setz dich bequem und aufrecht hin und lehn dich an.
Nun fokussiere deine Aufmerksamkeit auf die Atemluft, die an deiner Nasenspitze ein- und ausströmt.
Nimm dir bewusst 5–10 Atemzüge Zeit.
Spüre, wie bei jedem Atemzug die Luft an deiner Nasenspitze ein- und ausströmt.
Erweitere nun deinen Fokus auf deinen Brustkorb.
Es ist wichtig, deine Wahrnehmung tatsächlich jedes Mal ein Stück auf eine neue Körperstelle zu erweitern, dadurch wird dein Fokus klarer und du hörst auf, nebenbei zu denken oder zu grübeln!

Spüre, wie die Luft an der Nasenspitze ein- und ausströmt und wie sich gleichzeitig bei jedem Atemzug, dein Brustkorb hebt und senkt.

Nimm dir 5 Atemzüge Zeit.

Erweitere nun deinen Fokus auch auf deinen Bauch.

Spüre die Atemluft an der Nasenspitze und wie sich bei jedem Atemzug dein Brustkorb hebt und senkt, dein Bauch hebt und senkt.

Nimm dir 5 Atemzüge Zeit dafür.

Erweitere deinen Fokus nun bis in deine Füße.

Spüre, wie deine Füße fest auf der Erde stehen.

Spüre die Atemluft an der Nasenspitze, die Atembewegung im Brustkorb, im Bauch und spüre, wie deine Füße fest auf der Erde stehen.

Nimm dir dafür 5 Atemzüge Zeit.

Du kannst die Meditation mit ein paar Atemzügen ausklingen lassen.

Danach ein bisschen strecken und rekeln, dann bist du wieder ganz im Hier und Jetzt.

Eine weitere sehr wirkungsvolle Übung, um kurz aus dem Alltagsstress auszusteigen, ist die der »Lächelnden Leber«, die ich dir im Folgenden ans Herz legen möchte. Sie erzeugt gute Laune und Entspannung. Diese Übung kannst du auch ganz speziell für dein erkranktes Organ oder das erkrankte Körperteil machen und ihm auf die Weise Kraft und Liebe schenken.

Die meisten Menschen machen sich ja Sorgen, wenn sie krank sind, was sich, wie wir nun wissen, wiederum negativ auf unsere Biochemie und das Immunsystem auswirkt. Mit dieser Übung kannst du deine grüblerischen Sorgen zur Seite schieben und deinem Körper positive Aufmerksamkeit schenken.

Übung 6: Die lächelnde Leber

Setz dich bequem und aufrecht hin und stell deine Füße fest auf die Erde.

Nun stellst du dir vor, du nimmst mit einem freundlichen Lächeln, Kontakt zu deiner Leber auf.

Es klingt vielleicht beim ersten Mal etwas verrückt, hat aber einen wunderbar entspannenden und sehr belebenden Effekt auf Körper, Seele und damit auch auf das Immunsystem.

Du beginnst, indem du erst mal einfach mit deinem Gesicht lächelst und spürst, was das mit dir macht.

Wenn du dir selber ein herzliches Lächeln ins Gesicht gezaubert hast, wende dich deiner Leber zu und schicke ihr dein schönstes und liebevollstes Lächeln.

Wie ist deine Leber heute drauf? Lass dich überraschen, lächelt sie zurück oder wirkt sie missmutig?

Verweile einen Moment in diesem Lächeln, bis sich deine Leber richtig wohlfühlt. Vertrau dabei deinem Gefühl und deinen inneren Bildern.

Nimm dir 5–10 Atemzüge Zeit.

Wenn du noch etwas länger Zeit hast, kannst du dich auch deinen weiteren Organen zuwenden:

Lenke deine Aufmerksamkeit deinem Herzen zu und schenk ihm ein Lächeln.

Wie geht es deinem Herzen? Wie fühlt es sich an? Lächelt es zurück oder ist es angespannt?

Verweile einen Moment in diesem Lächeln, bis sich dein Herz so richtig wohlfühlt. Vertrau dabei deinem Gefühl und deinen inneren Bildern.

Nimm dir 5–10 Atemzüge Zeit.

Richte nun deine Aufmerksamkeit auf deine Nieren. Schenke auch deinen fleißigen Nieren ein tiefes liebevolles Lächeln. Wie geht es deinen Nieren heute? Lächeln sie zurück oder sind sie ausgelaugt?

Verweile einen Moment in diesem Lächeln, bis sich deine Nieren so richtig wohlfühlen.

Vertrau dabei deinem Gefühl und deinen inneren Bildern.

Nimm dir wieder 5–10 Atemzüge Zeit.

Du kannst jetzt nacheinander verschiedene Organe mit deiner liebevollen Aufmerksamkeit beschenken: Magen, Darm, Galle, Bauchspeicheldrüse und die Milz. Deine Lunge, die Bronchien, deine Nebenhöhlen und deine Nase. Natürlich kannst du auch deiner Schilddrüse zulächeln oder deinen Händen, Füßen, Knien, deiner Wirbelsäure oder deinem Nacken- und Schulterbereich.

Du kannst diese Übung natürlich auch gezielt nutzen, um ein erkranktes Organ oder Organsystem zu stärken.

Für die Übung ist es nicht unbedingt notwendig, genau zu wissen, wo sich die Organe im Einzelnen befinden. Konzentrier dich einfach auf den Namen des Organs und lass dich von deinem Gefühl oder inneren Bildern leiten.

Meine 8 Favoriten für Stressabbau am Arbeitsplatz

1. Bewusst und langsam ein Stück Obst genießen
2. Rausgehen zum Pausemachen
3. Nicht am Arbeitsplatz essen
4. Und schon gar nicht beim Essen weiterarbeiten
5. Ein kleiner Spaziergang
6. Bewusstes Essen und Trinken in der Pause
7. Bewusstes Atmen, Strecken und Rekeln (das kannst du auch zwischendurch in der Küche, auf der Toilette oder im Kopierraum machen)
8. Mittagsschläfchen (wenn es möglich ist)

AKTIVE UND PASSIVE PAUSEN

Aktive Pausen

Aktive Pausen sind für unsere Gesundheit genauso wichtig wie passive Pausen. In den aktiven Pausen können wir besser Stress abbauen, mit den passiven Pausen geben wir unserem Körper die Gelegenheit, sich tief zu erholen. Das wird in unserer Zeit, in der viele Menschen im Leistungs- und Durchhaltemodus leben, immer wichtiger, um nicht irgendwann die unmissverständliche Quittung unserer Seele und unseres Körpers zu bekommen.

Jede Form von aktiver Bewegung wie Sport, Spazierengehen, Yoga oder Feldenkrais – um nur einige zu nennen – hilft unserem biochemischen System, Stress und Spannungen abzubauen.

Durch die Bewegung und die vertiefte Atmung werden Stoffwechsel und Durchblutung angeregt und damit sowohl die Versorgung mit Nährstoffen verbessert als auch die Entgiftung unterstützt. Diese Form der aktiven Pausen ist sehr wichtig und sehr gesund. Es ist dabei egal, welche Bewegung, welche Sportart oder welches Hobby du dir aussuchst, in der Hauptsache geht's darum, *dass* du etwas machst.

Aktive Pausen sollten nicht zusätzlichen Stress erzeugen. Wie schon geschrieben geht es auch hier nicht um Leistung oder darum, ein Ziel zu erreichen. Es sind Pausen, die dazu dienen sollten, dich zu entspannen, um runterzukommen und dich mit Energie und Zufriedenheit zu erfüllen. Egal wie viel du schaffst oder wie schnell du bist: Wenn du dir solch eine Pause gegönnt hast, darfst du mit dir zufrieden sein. Und ich betone es auch noch einmal, weil es so wichtig ist: Selbst wenn es einmal nicht klappt, wem hilft es, wenn du deswegen mit dir unzufrieden bist?

Das Gehirn und der Körper brauchen einfach hin und wieder andere Bewegungen als diejenigen, die wir tagtäglich machen. Das erfrischt uns und belebt Körper, Geist und Seele. Wenn wir das nicht machen oder das Gefühl haben, keine Zeit dafür opfern zu wollen, werden wir immer enger. Nicht nur der Körper rostet ein, auch unser Denken und Fühlen wird immer eingleisiger.

Übung 7: Deine Passion

Welche Bewegung, welches Hobby hat dir bisher immer gutgetan?
Was kannst du ohne große Umstände in deinen Alltag einbauen?
Schreibe 5 deiner Lieblingsbeschäftigungen auf:

1.
2.
3.
4.
5.

Wenn du konkret etwas in deinem Leben verändern möchtest, um deine Selbstheilungskräfte zu stärken, mach dir einen realistischen Plan. Lieber weniger als mehr und dann mach dich wirklich an die Umsetzung im Alltag. Einmal in der Woche spazieren gehen ist besser, als dreimal in der Woche keinen Sport zu machen. Lieber einmal am Tag eine Obstpause als drei Tassen Kaffee.

Meine Empfehlung: Wenn du dich schlapp fühlst, solltest du als Erstes ein großes Glas Wasser trinken. Denn oft belebt schon etwas Wasser die Zellen, deinen Körper und dein System ungemein. Gerade wenn wir uns ansonsten ungesund ernähren, mit viel Kaffee oder Zucker, wird dem Körper überwiegend Wasser entzogen.

Passive Pausen

Wenn wir unserem Körper äußerlich Ruhe gönnen, kann er im Inneren umso aktiver werden. In der Ruhe hat unser Körper mehr Energie zur Verfügung für die vielfältigen reinigenden und heilenden physiologischen Prozesse wie zum Beispiel die Wundheilung und Entgiftung, die Verdauung oder den Abtransport mutierter Zellen. Der Ruhemodus entspannt aber auch das gesamte System und sorgt dafür, dass die Batterien wieder aufgeladen werden.

Dieser Effekt ist ebenfalls erst durch die Forschung der PNI so richtig verstanden worden. Aus biochemischer Sicht ist Ruhe ist nicht gleich Ruhe. Und vor allem wissen wir: Nicht jeder, der sich ausruht, ist faul.

Ruhe ist der gesunde Gegenpol von Aktivität und als solcher sollte sie ein selbstverständlicher Bestandteil unseres Lebens sein. Passive Pausen sind Pausen, in denen wir auch im Außen in keiner Weise aktiv sind. Wir gönnen uns dann Ruhe, legen uns irgendwo hin, machen ein Mittagsschläfchen, werden langsam, lassen los oder gucken einfach nur »Löcher in die Luft«. So erlauben wir unserem Gehirn, in den erholsamen Alpha- oder sogar Theta-Zustand umzuschalten.

Nichts müssen und nichts wollen, zum Stillstand kommen – manche Menschen beschreiben es auch als ein »Auftauchen« aus dem stressigen Alltag. Der Körper entspannt sich, der Blutdruck sinkt, das Herz kann langsamer schlagen, unser biochemisches System schaltet um auf Entspannung, Erholung und Entgiftung. Diese Form von Ruhe und Entspannung stärkt ganz besonders unser Immunsystem und damit unsere Gesundheit und Stressresistenz.

Die Abwesenheit von Unruhe

Echte Ruhe öffnet deshalb erst den inneren Raum zur Selbstheilung und Entspannung.

Die »Abwesenheit von Unruhe« ist deshalb so wichtig, weil Körper, Seele und Geist nur in diesem Zustand den Akku wirklich wieder aufladen können. Die Abwesenheit von Unruhe kannst du auch erfahren, wenn du dich einfach mal auf eine Wiese oder unter einen Baum legst und ganz absichtslos den Geräuschen um dich herum lauschst, dem Wind in den Blättern und den Vögeln in der Luft. Auch ein Mittagsschläfchen ist eine gute Möglichkeit, kurz abzutauchen. Wir können uns auch auf dem Rücken eines Pferdes entspannen, indem wir uns einfach mal tragen lassen.

Passive Pausen kannst du aber auch erleben mit einer Wärmflasche oder deiner Katze auf dem Bauch oder wenn du mal dem Regen auf dem Fensterbrett zuhörst. Entscheidend ist das innere Gefühl der Zufriedenheit, dem wir erst Raum geben können, wenn wir wirklich aus dem Alltag heraustreten.

Übung 8: Was macht dich zufrieden?

Wie, wann oder wo hast du das Gefühl, loslassen zu können und einfach mal SEIN zu dürfen oder zu können. Bei welchen Gelegenheiten nimmst du dir die Zeit dafür?

1.
2.
3.
4.
5.

Das Geheimnis der passiven Pausen ist das »Nicht-Wollen«

Die Forschung hat den Zustand des »Nicht-Wollens«, der ebenfalls eine wichtige biochemische Wirkung entfaltet, erst vor Kurzem für sich entdeckt und erforscht. Wenn wir uns in diesem Modus des Nicht-Wollens befinden, werden verstärkt Hormone der Entspannung, Regeneration und

Selbstheilung ausgeschüttet. Es gibt für diesen Zustand in den verschiedenen Kulturen sogar konkrete Bezeichnungen. Im Hinduismus wird das Wort »Ananda« mit »das Nicht-Unglück« übersetzt und als Glückseligkeit verstanden. Im Judentum bedeutet »Shalom« so viel, wie einen Zustand von Glück, Frieden und Heil zu erleben. Im Buddhismus wird es als Moment der Erleuchtung beschrieben, mit Worten wie Zufriedenheit, Gelassenheit und Wissen. Es handelt sich also um einen urmenschlichen, seelenvollen Zustand, der fest in unserer Seele und unserer körpereigenen Biochemie verankert ist.

Das bedeutet auch, dass wir die positive Wirkung von Entspannung, Freude, Zufriedenheit und Meditation nicht mehr als esoterischen Humbug abtun können. Denn man kann ganz klar sagen: Seelenheil heilt. Seelische Geborgenheit und Zufriedenheit sind außerordentlich machtvolle und gesunde Gefühle, die uns wirklich tief im Innern guttun. Wir dürfen die Wirkung solcher Gefühle nicht länger unterschätzen. Besonders in der Krebstherapie wird derzeit sehr viel mit diesen positiven Gefühlen geforscht und auch bereits erfolgreich behandelt. Wir können durch Entspannungsübungen, Körperarbeit und Meditation in den Zustand des Nicht-Wollens gleiten. Und wenn das Nervensystem umschaltet, wechselt auch das Gehirn in den Zustand der langsameren, regenerativen oder kreativen Gehirnwellen.

Wärme, Halt und Ruhe geben uns den Impuls zur Entspannung

Eine großartige Übung, um in diesen Zustand abzutauchen, ohne selbst aktiv etwas tun zu müssen, ist die Entspannung mit Tennisbällen.

Übung 9: Entspannen mit Tennisbällen

Eine großartige Übung, um diesen Zustand zu erleben, ohne selbst etwas tun zu müssen, ist die Entspannung mit Tennisbällen. Meine absolute Lieblingsübung. Du brauchst dafür nur 2 Tennisbälle.

Leg dich bequem auf einen Teppich oder eine weiche Yogamatte (Bett und Sofa sind zu weich).

Nimm dir 2–3 Atemzüge Zeit, um bewusst im Liegen anzukommen.

Nun legst du die Tennisbälle vorsichtig unter deinen Po, und zwar rechts und links von der Wirbelsäule, mitten in den großen Po-Muskel. Achte darauf, dass du die Tennisbälle nicht unter die Knochen der Wirbelsäule oder des Beckens legst.

Es kann sein, dass sich die Muskeln am Anfang etwas hart anfühlen, dann atme ein paar Atemzüge ganz entspannt weiter und lass deinen Körper langsam auf die Bälle sinken. Durch den gleichmäßigen und festen Druck entspannen sich die Muskeln nach und nach ganz von selbst.

Nimm dir 5 – 10 Minuten Zeit.

Dann entferne vorsichtig die Tennisbälle, ohne dich viel zu bewegen, und bleib noch 5 Minuten liegen. Spüre den Unterschied.

Nimm dir wieder 5 – 10 Minuten Zeit.

Wenn du dir noch mehr Zeit schenken möchtest,

kannst du langsam und vorsichtig die Tennisbälle parallel neben der Wirbelsäule immer ein Stück weiter nach oben legen, bis in den Schulter-Nacken-Bereich.

Diese Übung kannst du sehr schön abends nach der Arbeit zu Hause machen. Es kann sein, dass du dabei in einen kurzen, tiefen und erholsamen Theta-Wellen-Zustand fällst, bei dem die Spannung des Tages abfließt.

Die Übung ist deshalb so wirkungsvoll, weil die Muskulatur sich dann am besten entspannt, wenn der Druck von außen genauso groß ist wie der Druck bzw. die Spannung in den Muskeln. Die Tennisbälle, sind nicht zu klein und nicht zu hart und üben einen angenehmen und gleichmäßigen Druck aus. Dadurch können sich die Muskeln sehr gut und einfach entspannen. Neben einem angenehmen und gleichmäßigen Druck geben Halt und Wärme unserem biochemischen System einen weiteren Impuls zur Entspannung. Deshalb wirken Wärmflaschen und Kirschkernkissen, aber natürlich auch Babys oder Katzen auf dem Bauch so entspannend.

Die heilende Kraft der Stille

Meditation ist eine weitere sehr kraftvolle Methode, tiefe Erholung zu erleben. Indem wir unseren Fokus auf unsere Atmung, unseren Körper, eine

Affirmation oder – wenn man schon etwas fortgeschritten ist – auf gar nichts lenken, reduzieren wir das permanente Synapsenfeuerwerk der Alltagsgedanken in unserem Gehirn.

Das ist nicht immer einfach und braucht ein bisschen Übung. Deshalb möchte ich dir eine Methode vorstellen, die mir immer effektiv hilft, innerlich zur Ruhe zu kommen. Wissenschaftler haben herausgefunden, dass Meditation tatsächlich in der Lage ist, dauerhaft positive Veränderungen im Gehirn zu erzeugen. Eine Studie besagt, dass es bei regelmäßiger Achtsamkeitsmeditation über acht Wochen zu einer Veränderung in der Gehirnregion namens Amygdala kommt. Sie ist unter anderem zuständig für die Angstregulation. Es wurden sogar anatomische, also reale körperliche Veränderungen nachgewiesen, die in ihrer Wirkung die Angst- und Stressanfälligkeit der Teilnehmer senkten.

Besonders regelmäßiges Meditieren – und seien es nur 10 Minuten täglich – entspannt und zentriert unser Bewusstsein. Wir werden langfristig ruhiger und lernen auch in schwierigen Situationen besser bei uns zu bleiben. Wir werden ausgeglichener und gelassener im ständigen Auf und Ab des Alltags. Je schneller sich die Welt in Zeiten von Globalisierung und Technologisierung dreht, desto mehr ist in meinen Augen eine zusätzliche Zentrierung notwendig.

Übung 10: Kurze Anleitung zur Meditation

Setz dich entspannt an einen ruhigen Ort, an dem du dich wohlfühlst. Du kannst auf einem Meditationskissen oder auf einem Stuhl Platz nehmen. Beim Meditieren solltest du aufrecht sitzen und gleichzeitig entspannt. Nun schließ deine Augen und beginne, deine Atemzüge zu zählen. Einmal ein- und ausatmen ist 1, das nächste Mal ein- und ausatmen 2 und so weiter.
Du zählst immer bis 10 und beginnst dann von vorne.
Mit dieser Technik beruhigen sich deine Gedanken sehr schnell.
Es ist auch ganz normal, besonders am Anfang, wenn du dich immer mal wieder zwischendurch in Gedankenschleifen verlierst. Dann beginnst du mit dem Zählen einfach ganz ruhig wieder von vorne.

Flow – aktiv und entspannt zugleich

Beim Malen, Joggen, Tanzen, Spazierengehen und sogar beim Bohnenschnippeln kann man in den sogenannten Flow kommen. Dies ist ein Zustand, in dem wir uns »im Fluss« fühlen. Bestimmt hast du das auch schon erlebt. Der Glücksforscher und Psychologie-Professor Mihály Csíkszentmihályi beschrieb diesen Zustand und seine Wirkmechanismen als Erster detailliert und gab ihm den Namen: Flow.

In seinem Buch »Flow – der Weg zum Glück« beschreibt er es als »das glückhafte Gefühl, völligen Einsseins mit sich und der Welt« (Csíkszentmihályi 1983: 69).

In diesem Zustand gehen wir voll und ganz in unserer Betätigung auf. Dabei entsteht ein tiefes Glücksgefühl von zeitloser Verbundenheit. Zuerst wurde es bei Kindern beobachtet, die vollkommen versunken, also aktiv und gleichzeitig entspannt, in ihr Spiel vertieft waren. Die bekannteste Beschreibung aus der Welt der Erwachsenen ist das bekannte »Runner's High« beim Laufen. Es ist ein Zustand von Zeitlosigkeit, in dem das Gefühl von Belastung, Schmerzen oder Erschöpfung verblasst. Der Läufer fühlt sich stattdessen vollkommen eins mit der Bewegung und dem Gefühl des Laufens, er hat das Gefühl, ewig so weiterlaufen zu können. Dieses Gefühl können wir ebenso bei einem kreativen Schaffensprozess z. B. beim Schreiben, Malen aber auch beim Reiten, Tanzen, Singen oder Stricken erleben. Manchen versetzen auch Alltagstätigkeiten wie Kartoffelschälen oder jede andere Betätigung, der mit ganzer Hingabe nachgegangen wird, in so einen Zustand. Das ist völlig individuell.

Das Besondere an diesem Zustand ist, dass wir uns in einem harmonischen Gleichgewicht von Anforderung und Fähigkeit befinden, wodurch ein Gefühl der Mühe- und Anstrengungslosigkeit entsteht. Aus biochemischen Gesichtspunkten ereignet sich im Flow ein Zustand von innerer Harmonie und Ausgeglichenheit. Das Gehirn fällt in einen harmonischen Einklang, bei dem alle Anteile zusammenarbeiten. Wir befinden uns im Optimalbereich, dem schmalen Grat der Abwesenheit von Stress und Langeweile.

Zwei Effekte kommen dabei zum Tragen: Der gesunde und heilvolle

Effekt ist die angesprochene Mühelosigkeit und Zeitlosigkeit, bei vollkommener Konzentration und Hingabe. Das führt zu einer tiefen und wohligen Entspannung mit der Ausschüttung von körpereigenen Glückshormonen.

Knifflig wird es bei Menschen, wie Extremsportlern, die, um das nächste Hoch zu erleben, ihre eigenen Grenzen immer weiter verschieben. Denn nach jedem geknackten Rekord oder einem bestandenen waghalsigen Manöver werden im Gehirn massenhaft Glückshormone ausgeschüttet, die zum »Runner's High« führen.

Du musst aber nicht den Mount Everest besteigen, um in deinen Flow zu kommen. Ich habe tatsächlich auch schon mal beim Obstputzen einen wunderbaren Flow erlebt. Wir haben in einer größeren Gruppe unglaubliche 30 Kilo Holunderbeeren entstielt und sauer gemacht, um sie einzukochen. Ich kann mich gut daran erinnern, dass wir erst nach mehreren Stunden bemerkt haben, wie schnell und geradezu unmerklich, die Zeit verflogen war.

Welche Hobbys oder Talente hast du, bei denen du schon einmal einen Flow-Zustand erlebt hast?

> Den Flow können wir als eine aktive Pause bezeichnen, bei der es gleichermaßen zu tiefer Entspannung und einem Zustand des »Nicht-Wollens« kommt, wie er sonst eher bei den passiven Pausen vorkommt. Eine ideale Verbindung.

Passive Pausen mit Körperarbeit

Eine Behandlung mit Körperarbeit und Massage kann für unser Nervensystem Gold wert sein. Denn es gibt dann jemanden, der uns und den energetischen Raum hält. Dadurch kann unser Gehirn ganz anders loslassen, als wenn wir uns alleine entspannen. Man kann sagen, der Kapitän – also unser Bewusstsein – kann »von der Brücke gehen«, wenn wir uns sicher und wohlfühlen.

Das wiederum wirkt sich natürlich auch auf die Biochemie aus. Auch bei dieser Art der Entspannung fällt das Gehirn in den Alpha- beziehungsweise in den Theta-Wellen-Zustand.

Besonders im Bereich der psychosomatischen Heilung hat sich die Unterstützung mit Körperarbeit und insbesondere mit Körperorientierter Psychotherapie sehr bewährt. Wir können tatsächlich über den Körper die Seele heilen, in dem wir sehr achtsam, aber auch ganz konkret und bodenständig mit der Spannung in den Muskeln, Sehnen und im Nervensystem arbeiten. Dabei wirkt nicht nur eine kraftvolle Massage sehr entspannend, manchmal bewirken auch einfach das Halten der Füße oder eine angenehme Unterstützung im Rücken wahre Wunder. Die Arbeit mit dem Körper unterstützt den psychosomatischen Heilungsweg besonders gut, da wir über den Körper ganz direkt mit den alten Mustern, Ängsten und Glaubenssätzen Kontakt aufnehmen können. Manche Zusammenhänge zeigen sich sogar erst durch die Arbeit mit dem Körper beziehungsweise mit dem Symptom.

Nachnähren

Eine ganz besondere Möglichkeit bei der Arbeit mit dem Körper ist das Nachnähren.

Nachnähren bedeutet, Körper und Seele den Halt oder die Unterstützung zu geben, die sie damals in der kritischen, traumatisierenden Situation nicht gehabt haben. Sei es durch Hand halten oder ein anderes Gefühl von Unterstützung und Sicherheit, besonders in dem Moment, indem ein altes Gefühl hochkommt. Nachnähren können wir aber auch das Gefühl von Geborgenheit und Vertrauen, indem du in dem sicheren Raum der Praxis Halt, Wärme und Zuwendung erfährst.

Praxisbeispiel: Eine Patientin von mir mit einem sehr angespannten Schulter-Nacken-Gürtel durchlief anfangs in der Körperarbeit eine Phase, in der der physische Druck auf den Schultern nicht fest genug sein konnte. Dabei begegneten wir jedes Mal ihren tiefen inneren Überzeugungen. Sie musste schon früh in ihrem Leben sehr standhaft und stark sein. Der Druck war ihr angenehm und sehr vertraut. Was mich sehr berührte, war ihre Aussage dazu: »So kenne ich das!«

Nach einigen Sitzungen tauchte das Gefühl auf, nicht schwach sein zu dürfen! Dadurch konnte sie ihr inneres Dilemma zum ersten Mal deutlich spüren. Durch das Tragen der familiären Last fühlte sie sich einerseits sehr stark, durch das Verbot, »nicht schwach sein zu dürfen«, entstand ein riesiger innerer Druck. Dieser unbewusste innere Druck sorgte dafür, dass sie in der aktuellen Situation schnell an ihre Grenzen kam. Denn sie hielt die Spannungen aus ihrer Kindheit bis heute in ihren Schultern fest. Durch unsere konsequente Arbeit mit sehr festem Druck konnte sich im Laufe mehrerer Sitzungen die angestaute Spannung in den Muskeln und im Bindegewebe lösen. Danach begann eine Phase, in der sie sich durch einfaches Gehaltenwerden, ganz ohne Druck, sehr gut entspannen konnte. Sie bekam Halt von mir, indem ich an verschiedenen Stellen ihres Körpers einfach meine Hände auflegte und mit einer einfachen Massage die Spannung aus ihrem Körper ableitete. Jedes Mal fiel sie im Laufe der Behandlung in einen sehr entspannenden, fast schon schlafähnlichen Alpha- bzw. Theta-Zustand. Im Nachhinein teilte sie mir mit: »Ich hatte das Gefühl, tief geschlafen zu haben und gleichzeitig ganz wach gewesen zu sein.« Eine andere Patientin beschrieb diesen Zustand mal als das Gefühl, »hier und doch ganz weit weg zu sein«.

Diese Form der Tiefenentspannung erreichen wir alle am besten mit Unterstützung und Halt von einem anderen Menschen. Dabei ist die Methode egal, das Wichtige dabei ist, sich sicher und geborgen zu fühlen.

UNBEWUSSTEN STRESS ERKENNEN

Unbewusster Stress ist die Hauptursache für psychosomatische Krankheiten. Wie wir in dem vorangegangenen Kapitel gesehen haben, entsteht er durch alte Muster, die zumeist vollkommen unbewusst unser Empfinden und unsere Wahrnehmung beeinflussen.

Wenn wir nicht schon krank sind, macht sich unbewusster Stress beispielsweise durch Schlafstörungen, Übelkeit oder chronischen Schnupfen bemerkbar. Manche Menschen können jeweils in der Nacht von Sonntag auf Montag nicht gut schlafen, bevor sie wieder zur Arbeit müssen. Andere bekommen bereits ein bis zwei Tage vor einem bestimmten Termin innere Unruhe oder Kopfschmerzen. Unbewusster Stress benötigt eine ganz andere Art von Aufmerksamkeit und Zuwendung, um verstanden und geheilt zu werden. Die Verarbeitung und der Umgang mit Gefühlen spielt hier eine sehr wichtige Rolle. Unbewusster Stress kommt jetzt erst langsam durch die Forschung der PNI in den Fokus der Öffentlichkeit. Die Weisheit, die in unserer Gefühlswelt liegt, wird seit ein paar Jahren dadurch für uns viel verständlicher und greifbarer.

Bei unbewusstem Stress vereiteln sehr häufig alte seelische Verletzungen echte Entspannung und inneres Loslassen. Hier ist es wichtig, sich den seelischen Verletzungen ganz achtsam und behutsam zuzuwenden, um sie zu heilen.

Wie ein tiefes inneres Wollen!

Wie können wir etwas fühlen, was wir nicht fühlen können? Etwas, das unser System im Laufe unseres Lebens aus unserer bewussten Wahrnehmung verdrängt hat. Das ist tatsächlich etwas verzwickt, denn nur mit bewussten Gefühlen können wir positiv umgehen.

Es gibt gewisse Indikatoren für verdrängte Gefühle. Sie fühlen sich oft an wie ein tiefes inneres Wollen, ein innerer Drang, meistens verbunden mit etwas, was uns überhaupt nicht guttut. Unbewussten Stress erkennst du daran, dass du zum Beispiel bestimmte Beziehungs-, Ess- oder Verhaltensgewohnheiten einfach nicht abstellen kannst. Es geht zum Teil um Verhaltensweisen, die uns zur zweiten Natur geworden sind. Wir empfinden sie in der Regel als einen Teil unserer Persönlichkeit. Deshalb sind sie auch so schwer zu entlarven und zu verändern!

Der entscheidende Faktor, der sie von echten Anteilen unserer Persönlichkeit unterscheidet, ist der, dass sie uns zu Verhaltensweisen treiben, die uns absolut nicht guttun. Und damit meine ich nicht nur, dass wir uns bewusst schlecht fühlen, sondern ich meine vor allem Verhaltensweisen, bei denen wir uns (kurzfristig) gut fühlen, obwohl sie unserer Gesundheit und unserem seelischen Gleichgewicht schaden.

Praxisbeispiel: Eine Patientin von mir hatte jahrelang Probleme mit Telefonaten, die zum Teil drei bis fünf Stunden dauerten. Sie beschrieb ihren inneren Dialog dabei so:»Eine Freundin ruft an und du denkst: ›Oh, nein. Die schon wieder.‹« Eigentlich hatte sie gar keine Zeit, ging aber einem inneren Zwang (Verantwortungsgefühl) folgend ans Telefon. Ein altes Muster in ihr ließ sie dann ganz besonders empathisch und aufmerksam werden und zuhören. Und obwohl sie gar keine Zeit hatte, vertiefte sie sich in das Gespräch.»Ich gab ihr tausend Ratschläge und am Ende bot ich meiner Bekannten, die mir eigentlich gar nicht so nahestand, sogar meine Hilfe an.«

Wenn unsere alten Schemata bzw. Muster anspringen, dann fühlt es sich mehr wie ein tiefer innerer Sog an und hat meistens nichts mit einer bewussten Entscheidung zu tun. Es fühlt sich so an, als würde sich ein Teil von dir selbstständig machen. Hinterher fragst du dich – wieso habe ich das gemacht? Warum konnte ich nicht »Nein« sagen? Warum verzettele ich mich immer wieder und schaffe dann meine eigenen Sachen nicht?

Ein anderes, sehr bekanntes Beispiel, an dem sehr viele Menschen zu knabbern haben, ist Folgendes:

Du verliebst dich immer wieder in denselben Typ Mann oder Frau. Alle anderen lassen dich kalt!

Er / Sie berührt dich, macht dich wach, plötzlich fühlst du dich ganz lebendig, du fühlst dich gemeint und hast das Gefühl, den anderen schon ewig zu kennen und umgekehrt. Was auf eine Weise auch stimmt, denn du trägst die Muster, diese Schemata bzw. diese Sehnsucht nach dieser Person, die in deinem Inneren andockt, schon ewig mit dir herum.

Ich weiß, das klingt möglicherweise desillusionierend, aber es ist ungemein wichtig, um einen wirklich passenden Partner oder eine Partnerin zu finden, eine neue Bekanntschaft, auch auf dieses »innere Wollen« hin zu hinterfragen. Damit du nicht immer in dieselben Probleme rasselst, in den bekannten Mangel oder die bekannte Lieblosigkeit, die dich in deiner Kindheit schon so verletzt hat.

Gerade bei dem Thema Beziehung zeigt sich, das Heilung auch immer mit seelischer Reifung einhergeht. In dem Moment, in dem du deine Muster bzw. Schemata hinterfragst und verstehst, können sie sich verändern und die Türen für eine erfüllte Liebe öffnen.

Mach aus dem, was dir wie Blei in deinen Knochen und deinem biochemischen System sitzt, Gold, indem du dich ihm zuwendest. So lästig und manchmal unverständlich unsere Verhaltensweisen sind, so halten sie für uns doch wertvolle Hinweise auf unbewusste Glaubenssätze und tiefsitzende Überzeugungen und seelische Verletzungen bereit. Genau dieses »Fehlverhalten« kann für dich zu einer Eintrittspforte werden, um dich selbst besser zu verstehen.

Meistens erlebe ich, dass Menschen, die zu mir kommen, genau diese unlogischen Verhaltensweisen oder Gefühle loswerden wollen. Sie versuchen, ihre vermeintlichen Schwächen, mit allen Mitteln zu bekämpfen. Leider werden wir sie auf diese Weise aber nicht los, sondern verfangen uns immer stärker in dem, was wir nicht wollen.

Anzeichen für unbewussten Stress

Um diese Fragen für dich noch anschaulicher zu machen, habe ich hier eine kleine Liste zusammengestellt von Anzeichen für unbewusste Verhaltensweisen, die dich krank machen oder die Heilung erschweren können:

► Überforderung, einhergehend mit dem Gefühl, nicht gut genug zu sein

► Übertriebene Hilfsbereitschaft

► Nicht »Nein« sagen können

► Nicht »Ja« sagen können

► Emotionale Überforderung; sich mit den Problemen anderer beladen

► Unglückliche Beziehungen; sich immer in die Falschen zu verlieben

► Chronische Beschwerden, wie Schnupfen, Knieschmerzen, Rückenschmerzen etc.

► Selbstkasteiung durch gesunde Ernährung, Pflichtbewusstsein, übertriebene Ansprüche an sich selbst

► Die fixe Idee, Pausen seien »Zeitverschwendung«

- ► Rauchen
- ► Trinken; zu viel, zu wenig, zu viel Ungesundes
- ► Essen; zu viel, zu wenig, zu viel Ungesundes
- ► Erfolgssucht
- ► Sport, Ablenkung und Flucht in übertriebenes Training
- ► Adrenalinsucht
- ► Immer wieder in Zeitdruck geraten durch schlechte Planung
- ► Regelmäßiges Zuspätkommen
- ► Regelmäßiges Zufrühkommen; Panik, sich zu verspäten
- ► Einstellungen: »Die Anderen sind schuld«, »Alles Vollidioten um mich herum«
- ► Suche nach Ablenkung, Unterhaltung, Party
- ► Unbezwingbare Müdigkeit und Erschöpfung, Probleme »wegschlafen«
- ► Übertriebene Euphorie, übertriebene Freude
- ► Flucht in spirituelle Welten, Träume, Phantasien, Meditation, »Guru-Hopping«
- ► Flucht in übertriebenes Verhalten jeder Art; das kann sich auch auf übertrieben gesunde Ernährung oder Heilungsmethoden beziehen
- ► Vermeidungsverhalten, bloß nicht fühlen, keine Nähe aufbauen, nicht entspannen
- ► Unbewusst Streit vom Zaun brechen, um Nähe, Vertrauen und gemeinsames Entspannen zu verhindern
- ► Übertriebene Anhänglichkeit in Beziehungen
- ► Angst vor Bindung in Beziehungen
- ► Glaubenssätze: »Ich bin nicht gut genug«, »Du bist nicht gut genug«, »Nichts ist gut genug«
- ► Melancholisches Grübeln und Selbstgeißelung über Fehler aus der Vergangenheit
- ► Grübeln und Selbstgeißelung über aktuelle Probleme

Hast du dich in einem oder einigen Punkten erkannt? Was sind deine bevorzugten Verhaltensweisen? Natürlich gibt es noch viele andere Merkmale von unbewusstem Stress. Welche standen nicht mit auf der Liste? Ergänze sie gerne.

Übung 11: Erforsche deine Glaubenssätze

Schreibe deine wichtigsten 5 Glaubenssätze auf:
Welche Verhaltensweisen und Glaubenssätze auf der Liste oben kommen dir bekannt vor und welche davon machen dir das Leben schwer?
1.
2.
3.
4.
5.

Im zweiten Teil des Buchs möchte ich dir neue und effektive Wege aufzeigen, die dir helfen, mit ebensolchen Mustern, aber auch etwaigen Krankheiten und Beschwerden umzugehen, damit du möglichst frei, lebendig und gesund leben kannst.

2. TEIL

05 | DIE REISE BEGINNT – VOM SYMPTOM ZUM GEFÜHL

Wie können wir uns unseren Gefühlen zuwenden?

Die einfachste Form ist es sicherlich, mit jemandem über das, was du wahrnimmst, zu sprechen. Während der Erzählung wird die Atmosphäre der Situation sehr oft wieder lebendig und die Gefühle tauchen auf. Im Gespräch können viele Ereignisse auch bereits verarbeitet werden und abfließen.

Wenn es nun aber um Symptome geht, die du schon lange hast, braucht es mehr Aufmerksamkeit.

Hier geht es in den meisten Fällen zunächst darum, Kontakt mit dem unliebsamen Symptom aufzunehmen. Wie ich es schon beschrieben habe, können unsere Symptome zu einer wichtigen »Eintrittspforte« zu dem dahinterliegenden Konflikt werden.

Gefühle sind wie Zwiebelschichten

Viele Gefühle zeigen sich Schicht für Schicht. Wenn du dich einem Symptom oder Konflikt zuwendest, zeigt sich vielleicht zuerst das Gefühl: »Ich kann nicht mehr.« Wenn du dir das einen Moment erlauben kannst, zeigt sich dahinter das Gefühl: »Ich will nicht mehr für alles verantwortlich sein!« Vielleicht werden in diesem Moment auch deine Kopfschmerzen stärker und du spürst die ganze Erschöpfung und den Ärger darüber, dass deine Kollegen alles auf dich abwälzen. Wenn du dir nun aus tiefstem Herzen erlaubst, dieses Gefühl von »Ich will nicht mehr für alles verantwortlich sein!« spüren zu dürfen, wird es sich verändern. Vielleicht spürst du dann eine Welle von Energie durch deinen Körper strömen, Wut taucht auf, dein Ärger wird spürbar und du spürst ein tiefes Bedürfnis nach einer klaren Grenze. Wenn du in diesem Moment nicht zurückweichst, kannst du dir erlauben, die Kraft, die in der Wut liegt, zu spüren.

Manchmal kippt dieses Gefühl auch in etwas anderes, plötzlich fühlst du dich schuldig und ohnmächtig. Deine Kraft versiegt und Schwäche breitet sich aus. Dann zeigt sich ein altes »Schema« zum Thema Selbstbehauptung und Abgrenzung. In der Schwäche spürst du ein Verbot. Ein Bild taucht auf, wie du als Kind von deiner Mutter immer wieder nicht gehört worden bist oder sogar bestraft wurdest, wenn du deine Wünsche geäußert hast. In deinem Inneren hat sich dadurch ein Gefühl verfestigt, dass es nicht in Ordnung ist, dich zu zeigen, dass es normal ist, nicht gehört zu werden. In deiner beruflichen Situation wirkt unbewusst immer wieder dieses alte Muster, sodass du entweder gar nichts sagst und dich im Stillen ärgerst oder deine Wünsche so leise und höflich anmeldest, dass sie bei der anderen Person nicht ankommen.

An diesem Punkt kannst du vielleicht fühlen, wo es herkommt? Ist es dir möglich, zu spüren, was du eigentlich damals gebraucht hättest? Allein dass du es heute spüren und denken darfst, ändert etwas an diesen Gefühlen.

Wenn du so eine Übung alleine zu Hause machst, kannst du dir danach etwas Zeit nehmen, um dir aufzuschreiben, was du gebraucht hättest und wie sich das anfühlen würde. Durch das Schreiben kannst du dich gewissermaßen in die neue Situation hineinfantasieren. Durch die inneren Bilder, die dabei entstehen, bekommst du neue Empfindungen und Erkenntnisse. In der Praxis würden wir dann mithilfe von Körperarbeit diesen alten Mangel nachnähren, indem du Unterstützung an den Stellen bekommst, an denen es besonders angenehm ist, also beispielsweise im Rücken, an den Füßen oder am Kopf.

Wenn alte Gefühle einen neuen Lebensabschnitt behindern

Praxisbeispiel: Hier ein anschauliches Beispiel aus meiner Praxis. Eine Patientin hatte einen neuen Job angenommen, der mit mehr Verantwortung und Zeitaufwand verbunden war. Sie stürzte sich voller Begeisterung und

Leidenschaft in die Arbeit. Ihr Mann allerdings wurde nach anfänglicher Begeisterung immer genervter und hielt ihr vor, dass sie zu viel Zeit außer Haus sei. Sie fühlte sich dadurch kontrolliert und es kam öfter zum Streit. Im Gespräch stellte sich dann aber heraus, dass beide – hinter der »Maske des Streitens« – große Angst hatten, einander zu verlieren. Was natürlich durch den vielen Streit auch tatsächlich hätte passieren können. Beide hatten als Kinder die prägende Erfahrung gemacht, durch eine Scheidung ein Elternteil zu verlieren. So hatte diese positive berufliche Entwicklung gleichzeitig die alten Ängste wieder aktiviert. Und um ein Haar hätten sie gemeinsam eine ähnliche Situation herbeigeführt wie diejenige, unter der sie in der Kindheit gelitten haben.

Solche Aktivierungen schieben sich immer wieder in unser Leben hinein. An allen Ecken und Enden kann es passieren. Deshalb ist es so wichtig, hinter die eigenen »Kulissen« zu gucken, bevor wir aus einem inneren Druck oder Zwang heraus handeln. Ganz oft aktiviert gerade ein positives Erlebnis alte Gefühle und Zweifel mit Glaubenssätzen wie »Ich habe es nicht verdient« oder »Bin ich das überhaupt wert?«.

Bei diesem Paar lösten sich die Probleme zum Guten auf, nachdem ihnen ihre Gefühle bewusst geworden waren. Durch die Krise und die daraus resultierenden gemeinsamen Gespräche konnten beide einander noch tiefer und besser verstehen als vorher. Ihre Verbindung wurde ein weiteres Mal gefestigt. Sie fühlte sich nicht mehr verfolgt und er musste sie nicht länger überwachen. Es entstand ein noch tieferes Vertrauen, da sie einander nun viel besser verstanden.

Die Auseinandersetzung mit dem, was wir fühlen, führt zu innerer Weiterentwicklung und lässt uns seelisch reifen. Das ist das Gute an jeder kleinen oder großen Krise. Sie fordert uns heraus und wir können an den Aufgaben wachsen und uns selber immer besser kennenlernen.

Raum schaffen, selbstwirksam werden

Um dich mit solchen kniffligen und sehr persönlichen Themen auseinanderzusetzen, ist es ratsam, dir extra Zeit und Raum zu nehmen. Damit du mit deinen tieferen Schichten in Kontakt kommen kannst, setz dich an einen sicheren und angenehmen Ort, wo du ungestört bist. Zwischen Tür und Angel zeigen sich diese von unserem Unterbewusstsein so wohl gehüteten Gefühle und Verletzungen eher nicht.

Nimm dir jeweils ein Zeitfenster von 20 bis 30 Minuten Zeit für die folgenden Übungen. Du kannst dir eine Uhr stellen und dann in Ruhe abschalten. Es geht bei diesen Techniken, die ich hier vorschlage, nicht darum, in dem Gefühl zu baden oder davon überschwemmt zu werden, sondern darum, mit dem Gefühl oder der Situation in Kontakt zu treten. Der zeitliche Rahmen gibt dir und deinen Gefühlen eine achtsame Grenze vor. Im ersten Schritt geht es erst einmal um das Erforschen deines Symptoms. Das bedeutet, dass du zwar einerseits in das Symptom und das Gefühl hineinspürst, aber andererseits gleichsam wie ein Forscher beobachtest, was in dir passiert, und es im besten Falle vielleicht auch noch aufschreibst.

Allein die Tatsachen, dass du dir Zeit und Raum nimmst, verändert schon etwas. In dem Moment, in dem du dich deinem Symptom oder Gefühl zuwendest, verschwindet sofort der innere Druck, weil du nicht länger darum herum leben oder dich (vermeintlich) davor schützen musst.

Der wohlwollende Blick

Das Wort »wohlwollend« ist nun schon öfter gefallen, deshalb möchte ich dir hier noch einmal kurz beschreiben, was damit genau gemeint ist:

Für mich persönlich war einer der wichtigsten Durchbrüche in meinem Leben, zu verstehen, dass uns unsere Symptome in Wirklichkeit nie feindlich gesonnen sind. Sie sind ein Ergebnis unseres Lebens beziehungsweise Lebensstils und meistens ein eher ungelenker Versuch unserer Selbstheilungskräfte, etwas im Gleichgewicht zu halten, was aus dem Gleichgewicht geraten ist. Denn unser Körper will überleben. Er tut alles dafür und gleicht alles aus, solange es möglich ist. Deshalb schaue in Zukunft wohlwollend, d. h. nicht bewertend auf dich, deine Gewohnheiten und deine Krankheit.

Viele körperliche Symptome dienen der Selbstheilung!

Fieber vernichtet Bakterien, Viren oder andere Angreifer. Das Sekret von Schnupfen und Husten transportiert die feindlichen Eindringlinge aus dem Körper und Schmerzen zeigen uns an, dass etwas nicht stimmt. Durchfall hat eine wichtige Reinigungsfunktion, beispielsweise wenn wir Verdorbenes gegessen haben. Herzrasen ist ein sehr eindringlicher Hinweis auf seelische Überlastung. Manchmal bleibt uns auch die Luft weg oder wir gehen in die Knie, wenn der Druck zu groß wird.

Mach dir deinen Körper wieder zum Freund

Ich treffe viele Menschen, die durch langjährige psychosomatische Erkrankungen ihren Körper mittlerweile als Feind empfinden. Die Blickrichtung zu verändern, von vorwurfsvoll-bewertend hin zu wohlwollend und annehmend, ist der erste Schritt. Wenn unser Körper krank wird, heißt es, er ist aus dem Gleichgewicht geraten. Es hilft dann auch nicht, uns selbst mit Vorwürfen zu bombardieren und destruktive Sätze zu denken wie: »Die anderen schaffen das, nur ich nicht!« Diese Einstellung, macht alles nur noch schlimmer, denn sie setzt uns zusätzlich unter Druck.

Der »wohlwollende Blick« heißt für mich: Wir nehmen das ganze Dickicht aus Bewertungen und Deutungen heraus und schauen einfach mal von einem völlig anderen Standpunkt aus auf uns. Frage dich, wozu dein Symptom gut ist! Was macht es mit dir und deinem Leben? Welchen Effekt hat es und wozu zwingt es dich vielleicht?

Auch wenn du im ersten Moment nicht fühlen kannst, wie belastend eine Situation war oder ist, dein Symptom zeigt es dir.

Der Körper wird so lange zu einem unerbittlichen Spiegel, bis wir anfangen, ihm (wieder) zuzuhören. Es gibt unzählige – und teilweise tief berührende – Geschichten von Menschen, die im Nachhinein sagen, ihre

Krankheit hat sie gerettet und zur Umkehr aus einem Leben gezwungen, das nicht mehr im Einklang war oder sie zu einem selbstzerstörerischen Verhalten getrieben hat.

Wie sieht es bei dir aus? Kennst du solche Gefühle auch? Ahnst du schon lange, worum es eigentlich geht? Warum hast du dann bisher nichts geändert? Welche alten Muster und Überzeugungen verhindern, dass du dir ein gesundes und glückliches Leben erlaubst?

Der Atem verbindet Kopf und Körper

Der Atem ist unser großer Heiler. Und das Beste: Wir haben ihn immer dabei! Wir können uns jederzeit mit unserer Atmung zentrieren oder entspannen. Wann immer wir bewusst atmen, können wir uns sofort mit unserem Körper verbinden.

Wie schon beschrieben ist die Atmung die einzige unbewusste Körperfunktion, die wir auch bewusst beeinflussen können. Dadurch wird die Atmung zu einer Brücke nach innen. Wir können mithilfe unserer Atmung Kontakt aufnehmen zu allem, was unbewusst in unserer Seele und in unserem Körper schlummert. Da wir über stabile Selbstschutzmechanismen verfügen, kommt auch nicht immer alles gleichzeitig hoch. Ein Selbstheilungsprozess gleicht eher dem Schälen einer Zwiebel. Es tritt immer nur so viel zutage, wie wir verkraften können – Schicht für Schicht.

Durch das Vertiefen der Atmung können wir unser Alltagsbewusstsein entspannen und unser Bewusstsein gezielt einer Körperregion oder einem Problem zuwenden. Dafür eignet sich die Atemmeditation aus Kapitel 4 hervorragend. Wenn dein Alltagsbewusstsein etwas in den Hintergrund tritt, ist es wesentlich leichter, dich für deine inneren Bilder und deine Intuition zu öffnen.

Millimetergenau spüren

Millimetergenau spüren ist ein bisschen so, als würdest du ein Ereignis gleichzeitig in Zeitlupe und mit einem Vergrößerungsglas betrachten. Je öfter wir es machen, desto einfacher wird es. Und natürlich sollst du jetzt nicht nur noch grüblerisch auf jedes Zipperlein achten, sondern diese Methode dafür nutzen, um dich mit einem bestimmten Gefühl oder Ereignis bewusst zu beschäftigen. Es hilft dir, langsamer und dadurch deutlich genauer, eine Situation zu erforschen. Auch hier empfehle ich dir, einen Wecker zu stellen, damit du dich nicht ungewollt in den unendlichen Weiten deines Gehirns, deiner Gefühle oder Gedanken verlierst.

Wähle zunächst eine Situation, von der du weißt, dass sie dein Symptom stärker werden lässt: Als Einstieg ist es ein sehr probates Mittel, dir diese Situation noch einmal voll und ganz vor Augen zu führen. Du kannst dabei deine Hand ganz achtsam auf dein Symptom oder die Körperregion legen, in der du Beschwerden hast.

Beobachte, was in deinem Körper passiert, wenn du an eine bestimmte Situation denkst oder sie jemandem erzählst! Verändert sich deine Atmung oder deine Körperhaltung? Wie verändern sich deine Gefühle und dein Selbstbild? Tauchen alte Selbstzweifel wieder auf oder andere unangenehme Gefühle? Kommen dir andere Situationen in den Sinn, in denen es dir schon einmal so ging, du dich so gefühlt hast oder die gleichen Symptome aufgetaucht sind?

Ich erlebe oft, dass meine Patienten denken, dass das, was sie in dem Moment gefühlt haben, irgendwie unpassend, falsch oder übertrieben war. Aber ganz oft liegt genau in dieser inneren Stimme oder Wahrnehmung eine tiefe Wahrheit, die sie sich bis dahin nicht trauten, zu zeigen oder auszusprechen. Ich habe festgestellt, dass ganz häufig ein Impuls oder eine Reaktion, die dir falsch vorkommt, in der betreffenden Situation besonders wichtig und vor allem sehr wahrhaftig ist.

Diese sehr feinen Veränderungen sind die ersten Hinweise auf deine unbewussten Muster, Gefühle und Verletzungen.

Übung 12: Millimetergenau spüren

Setze oder lege dich ganz entspannt an einen ruhigen und gemütlichen Ort. Leg dir Schreibzeug bereit, um dir wichtige Erkenntnisse aufzuschreiben.

Wähle eine bestimmte Situation, die mit deinem Symptom zu tun hat.

Nimm eine Situation, die deine Symptome verstärkt bzw. verschlechtert.

Oft sind die Situationen am spannendsten, mit denen unser Bewusstsein sich eigentlich nicht beschäftigen will. Überlege genau.

Schreibe dir deine Situation gerne auf.

Nun lege deine Hand ganz liebevoll auf dein Symptom oder die Region, in der du Beschwerden hast. Konzentriere dich auf deine Atmung und verbinde dich mithilfe deiner Atmung ganz achtsam mit deinem Symptom. Nimm dir 5 Atemzüge Zeit dafür.

Spüre in dich hinein. Wie fühlst du dich JETZT in diesem Moment?

Wie fühlt sich dein Symptom an, wenn du dich ihm bewusst zuwendest?

Ist die Stelle warm oder kalt? Aufgeregt oder ruhig? Wo im Körper fühlst du Spannung?

Und wo nicht?

Nun richte deine Aufmerksamkeit auf die Situation:

Welche Gefühle tauchen jetzt auf, wenn du an diese Situation denkst? Erinnere dich, was ist ganz genau passiert? Wer war an der Situation beteiligt? Wie hat sich das damals angefühlt? Was ist davon geblieben?

Kennst du dieses Gefühl? Was macht es mit deinem Symptom?

Was passiert? Wird das Symptom stärker oder schwächer? Verändert sich dein Körpergefühl und wenn ja, wie? Bleib bei dem, was du jetzt genau in diesem Moment wahrnehmen kannst!

Lass dir Zeit, es genau zu spüren und zu erforschen.

Nimm dir 5–10 Atemzüge Zeit dafür.

Gehe einen Schritt zurück.

Nun gehe in deiner Erinnerung einen Schritt zurück! Vertraue deinen inneren Bildern.

Frage dich: Was war davor? Was war genau in den Minuten los, bevor die Situation sich ereignet hat? Beschreibe nun diese Stimmung und deine Gefühle oder auch dein Symptom!

Beschreibe alles millimetergenau. Alles ist wichtig, insbesondere das, was dir unwichtig erscheint.

Dann gehe einen weiteren Schritt rückwärts!

Nun gehe in deiner Erinnerung einen weiteren Schritt zurück! Vertraue deinen inneren Bildern.

Was war in der halben Stunde davor los? Warst du eigentlich schon längst müde? Warst du verärgert über eine andere Angelegenheit? Oder warst du gerade ganz entspannt? Wann hat dein Symptom eingesetzt?

Gehe zurück zum Anfang.

Nun gehe in deiner Erinnerung noch weiter zurück. In welcher Situation ist dein Symptom zum ersten Mal aufgetreten?

Gehe nun zurück bis zu dem Moment, in dem das Symptom zum ersten Mal aufgetreten ist!

Was war da? Wer war daran beteiligt? Was war die Ausgangssituation? Hast du das schon öfter erlebt? Lass den Atem fließen und folge deinen inneren Impulsen und Bildern.

Nimm dir wieder 5–10 Atemzüge Zeit, diese Situation zu erforschen.

Dann spule den Film wieder vor!

Nun gehe in deiner Erinnerung wieder nach vorne in die aktuelle Situation.

Auf diese Weise kannst du erkennen, welches Ereignis welche Reaktion in dir ausgelöst hat. Du bekommst einen Überblick über die Art, wie du tickst, wie du auf bestimmte Stimmungen, Menschen oder Konflikte reagierst. Was dir wichtig ist und was dich verletzt hat bzw. wie es dich verletzt hat.

Welches Gefühl, welcher Glaubenssatz wird durch diese Situation ausgelöst?

Nimm dir Zeit, ganz bewusst und achtsam wahrzunehmen, was in deinem Körper, in deinem Denken und Fühlen vor sich geht!

Schreibe dir deine wichtigsten Erkenntnisse auf. Erkennst du Parallelen mit anderen Situationen?

Zum Abschluss kannst du dich kräftig rekeln und strecken und 3 tiefe Atemzüge nehmen, um ganz wieder im Hier und Jetzt anzukommen.

GOLD SCHÜRFEN – ENTDECKE DEINE UNBEWUSSTEN MUSTER

Wenn du nicht zurückweichst, sondern spürst, was in dir passiert, kann aus dem Problem, also dem Blei, Gold werden. Die Erkenntnisse schenken dir seelisches Wachstum und lassen dich innerlich reifen. Du kannst dein Leben klarer und für dich und deine Gesundheit passender gestalten. Deshalb möchte ich dich nun herzlich einladen, alles, was nicht von selbst verschwindet, genauer zu betrachten. Alle Gefühle, die dich über Tag und Nacht verfolgen, alle Symptome, die nicht innerhalb von zwei bis drei Tagen verschwinden, solltest du genauer unter die Lupe nehmen. Egal ob es Symptome, Gefühle oder ungesundes Verlangen sind. In allem liegen wichtige Informationen aus deinem Unterbewusstsein.

In dem Moment, in dem wir verstehen, warum wir uns nicht abgrenzen können, warum wir einen inneren Druck haben, bestimmte Dinge zu tun oder zu sagen, in dem Moment, in dem wir verstehen, warum unsere Beziehungen immer wieder scheitern oder wir immer der Beste sein müssen, in dem Moment kann Ruhe einkehren und das Bewerten und die Selbstkasteiung verschwinden.

Wenn dich z. B. abends ein unstillbarer Appetit nach Schokolade, Wurstbrot oder Bier überkommt, folge ihm nicht sofort. Das ist ein sehr wertvoller Moment, um ein unbewusstes Gefühl oder eine Erinnerung aufzuspüren. Wenn du nicht »Nein« sagen kannst, stell dir erst mal nur vor, du sagst es, und beobachte, was das mit dir macht? Welche Gefühle kommen hoch? Vielleicht die Angst vor Ablehnung? Vor Disharmonie?

Wenn du den ganzen Tag keinen Hunger oder Durst spürst, folge dem nicht, sondern fange an, dich regelmäßig gut zu versorgen. So werden mit großer Wahrscheinlichkeit deine inneren Bilder oder Gefühle zu dem Thema auftauchen.

Beobachte dich mit Entdeckergeist. Was sind deine hervorstechenden Verhaltensweisen, was sind deine wichtigsten Vermeidungsstrategien? Wodurch fühlst du dich besonders gut und in welcher Situation besonders stark? Wodurch fühlst du dich besonders schlecht und in welcher Situation besonders schwach?

Niemand kennt dich so gut wie du dich selbst. Nutze die Gelegenheit, um dich ganz ehrlich und ungeschönt deinen verborgenen Seiten zuzuwenden. Sie halten wichtige Informationen und Selbstheilungsimpulse für dich bereit.

Wir denken im Schnitt 50.000 Gedanken am Tag. Was denkst du?
Wenn wir anfangen, aufmerksamer in Bezug auf unsere sich häufig wiederholenden Denkgewohnheiten und Verhaltensmuster zu achten, dann ist das natürlich nicht immer nur angenehm. Gerade weil oft etwas dahintersteckt, das wir eben nicht fühlen wollen.

Im nächsten Schritt möchte ich dir einige Werkzeuge an die Hand geben, um dich noch tiefer mit deinen unbewussten Denkgewohnheiten auseinanderzusetzen.

- ► Welche negativen Gefühle und Empfindungen begleiten dich häufig durch den Tag? (Schuldgefühle, Erschöpfung, Leistungsdruck, das Gefühl, alles allein machen müssen, Anpassung an andere etc.?)
- ► Welche positiven Gefühle und Empfindungen erlebst du häufig am Tag? (Zufriedenheit, Glück, Lebensfreude, Lebenslust, Optimismus, Liebe, Sicherheit)
- ► Woher kennst du diese negativen und positiven Gefühle? Wer denkt außer dir so in deiner Familie oder Umgebung?

Um zu verstehen, was dich krank macht oder krank gemacht hat oder was dich von innen heraus antreibt, dich selbst schlecht zu versorgen und deine eigentlichen Bedürfnisse zu übergehen, musst du mutig sein. Wende dich der bisher verbotenen oder vielleicht tabuisierten Seite zu. Und vertraue deinen inneren Impulsen.

Erlaube dir, ganz genau wahrzunehmen, worum es eigentlich geht:

- ► Was darfst du auf gar keinen Fall fühlen oder sein? Was widerspricht am stärksten dem Wertesystem deiner Familie? (Bedürftigkeit, Nähe, Unzuverlässigkeit, Ehrlichkeit, Verletzlichkeit, nicht belastbar zu sein etc.?)
- ► Welches Gefühl, welchen Impuls kriegst du einfach nicht unter Kontrolle? (Verlangen nach Essen oder Trinken, negatives Denken über dich selbst und andere, nicht »Nein« sagen können, das Bedürfnis, perfekt zu sein, alles schaffen zu müssen etc.?)

- Welches Verhalten oder welche Angewohnheit willst du loswerden? (Nächtliches Essen, übertriebene Hilfsbereitschaft, mangelnde Belastbarkeit etc.?)
- Welche vermeintliche Schwäche, Bedürftigkeit, innere Leere, Lebensenttäuschung oder tiefe Überzeugung zeigt sich in diesem Verhalten? Welche innere Leere versuchst du damit zu füllen?
- Gibt es in deinem Leben andere Situationen, in denen dieses Gefühl, das Symptom oder der innere Stress aufgetaucht ist?

Vor jeder Deutung steht für mich eine ehrliche Analyse des Symptoms und der Umstände, in denen es auftaucht bzw. aufgetaucht ist. Dabei erfährst du sehr viel Wichtiges, auch über seelische Verknüpfungen, die dir vielleicht vorher nicht so klar waren. Wenn du möchtest, kannst du mit den folgenden Fragen dein Symptom erforschen:

Übung 13: Dein Symptom erforschen

Nimm dir Zettel und Stift und setz dich an einen Ort an dem du ungestört bist. Dann beantworte die folgenden Fragen:

1. Wann taucht dein Symptom auf?

Morgens, mittags, nachmittags, abends, nachts? Bei der Arbeit, zu Hause, beim Autofahren, im Bett?

Nimm dir ein paar Minuten Zeit und beschreibe so genau wie möglich die Situation oder die Umstände, unter denen dein Symptom auftaucht. Je genauer du die Situation beschreibst, desto aufschlussreicher ist es für dich! – Lass dich überraschen!

2. Wodurch wird es besser?

Ruhe, Bewegung, Spazierengehen, Essen, Trinken, Alleinsein, Gesellschaft, Geborgenheit, Schlafen, Druck, Sport? Im Kontakt mit bestimmten Beziehungen, Menschen, Tieren, im Wald?

Je gründlicher und genauer deine Beschreibung, desto besser.

Wenn es dir schwerfällt, dir dafür ausreichend Ruhe und Raum zu nehmen, bist du direkt mit einem alten Muster in Konflikt geraten. Nimm es einfach als wichtigen Hinweis und versuch es an einem anderen Tag noch einmal.

3. Wodurch wird das Symptom schlechter?

Im Kontakt mit bestimmten Menschen, Tieren, bestimmten Formen von Arbeitsstress, Zeitdruck, Ungerechtigkeit, durch das Gefühl, missverstanden zu werden, mangelnde Abgrenzung, durch Wärme, Kälte, bestimmte Nahrungsmittel, Bewegung, Ruhe, Einsamkeit?

4. Was genau passiert, bevor dein Symptom auftaucht?

Das ist ein ganz wichtiger Punkt, denn es passiert immer etwas, bevor das eigentliche Symptom auftaucht oder sich verschlechtert. Was ist das?

Lass dich überraschen, schreibe die Situation auf, ohne sie zu bewerten oder zu deuten.

Betrachte die Situation eher wie ein Entdecker oder eine Entdeckerin, der oder die zum ersten Mal zu ganz neuen Ufern aufbricht. Auch wenn du es nicht sofort beantworten kannst, nimm dir Zeit, diese bisher verborgenen Zusammenhänge zu erforschen.

5. Was tust du, wenn dein Symptom auftaucht?

Bemühst du dich dann um Linderung oder machst du einfach weiter wie davor? Gibt es bewährte Medikamente, Dinge oder Methoden, die dir dann richtig guttun?

6. Was tust du nicht?

Viele Menschen berichten mir, dass sie absichtlich nichts tun. Sie haben die Befürchtung, dass ihr Symptom immer schlimmer wird, je mehr sie darauf eingehen. Das klingt fast wie ein Fluch oder ein Aberglaube: »Je mehr ich mich um meine schwachen Seiten kümmere, desto schwächer werde ich!«

Dank der PNI wissen wir heute, dass solche Überzeugungen der Vergangenheit angehören sollten, denn der Körper verfügt über ein außergewöhnlich kluges Selbstheilungssystem. In diesem Sinne ist es besonders heilsam, unseren Körper nicht bei der Arbeit zu stören, indem wir beispielsweise mit klassischen Medikamenten unsere Erkältungssymptome wegdrücken. Im Gegenteil. Wie wir heute wissen, ist es sehr wichtig, unseren Körper bei Krankheiten oder Beschwerden durch Ruhe und einen gesunden Lebensstil zu unterstützen.

Nach unbewussten Gefühlen tauchen

Um nun noch einen Schritt weiter zu gehen, möchte ich dir eine meditative Übung an die Hand geben, die du überall machen kannst. Mit ihrer Hilfe kannst du jederzeit einen kurzen Kontakt zu deinen Beschwerden herstellen oder in einem ruhigen Moment sogar intensiver in dein Inneres abtauchen.

Übung 14: Nach unbewussten Gefühlen tauchen

Setzt dich bequem hin und lenke deine Aufmerksamkeit auf das, was gerade da ist: Wie fühlen sich Körper und Seele an? Fühlst du dich ruhig und entspannt oder spürst du eine innere Aufregung? Spürst du vielleicht an einer bestimmten Stelle Druck, Schmerz, Hitze, Fülle, Kälte, Erschöpfung oder innere Unruhe? Kreisen bestimmte Gedanken in deinem Kopf oder quälst du dich schon länger mit einem bestimmten Gefühl herum, das du gerne loswerden würdest?

Atme mit liebevoller Aufmerksamkeit in den Zustand, in dem du dich jetzt genau befindest, ohne ihn zu bewerten oder zu verändern!

Was passiert mit dir und deinem Körper, wenn du dich so fühlst wie jetzt gerade? Was fühlst du? Ist es Unruhe, Trauer, Ärger oder ein Gefühl von Verlassenheit?

Atme in dieses Gefühl; nimm dir 5 – 10 Atemzüge Zeit.

Weiche nicht zurück, auch wenn es dir unangenehm ist!

Erlaube diesem Gefühl, das jetzt da ist, etwas größer und deutlicher zu werden. Vielleicht steigen Bilder auf, vielleicht entspannt sich auch etwas in dir?

Dann lass das Gefühl größer und deutlicher werden.

Wo im Körper spürst du es am deutlichsten? Was fühlst du? Welches Gefühl steht im Vordergrund?

Verweile 5 – 10 Atemzüge bei diesem Gefühl, erlaube ihm, da zu sein!

Was will dieses Gefühl dir sagen? Worum geht es bei diesem Gefühl?

Lass dich atmen und folge deinem Gefühl, manchmal verändert es sich bereits durch die positive Aufmerksamkeit.

Lass dir Zeit und atme wirklich ganz behutsam und gleichmäßig in das Gefühl hinein.

Dann lass es noch ein bisschen größer und deutlicher werden.

Wo im Körper spürst du es am stärksten?

Was spürst du?

Druck, Wärme, Unruhe, Trauer, Ärger, Angst oder Leere?

Hat dein Gefühl vielleicht eine Farbe oder eine Form?

Nimm dir 5 Atemzüge Zeit.

Dann tauche ganz sanft noch ein bisschen tiefer in das Gefühl ein.

Was zeigt sich, wenn du dich diesem tiefer liegenden, unstillbaren Verlangen oder diesem Schmerz zuwendest?

Was steckt dahinter? Wie fühlt sich das an?

Kennst du das Gefühl? Wenn ja, woher? Wie lange begleitet es dich schon?

Was ist es? Was fühlst du?

Folge deiner Atmung, vertraue deinem Spürbewusstsein, wie fühlt es sich genau an?

Unangenehm, eng, geschwollen, ängstlich, einsam? Spürst du eine innere Leere, die gefüllt werden will? Oder kommt etwas hoch, was du im Laufe des Tages erlebt hast?

Verweile einige Zeit mit deiner Atmung bei diesem Gefühl, bei deinen Empfindungen.

Atme ganz bewusst.

Nimm es zur Kenntnis! Und lass dich überraschen, was sich dir zeigt.

Nimm dir 5 – 10 Atemzüge Zeit mit diesem Gefühl.

Zum Abschluss nimm noch einmal 3 tiefe Atemzüge, und wenn du etwas Wichtiges gesehen oder erkannt hast während der Meditation, dann schreib es dir auf.

Du kannst gerne all deine Bilder oder Impulse aufschreiben, auch wenn sie im ersten Moment vielleicht keinen Sinn ergeben. Lass dich überraschen, manches wird klarer, wenn du es zu einem späteren Zeitpunkt durchliest.

Wir werden uns im nächsten Kapitel genauer damit beschäftigen, wie du heilsam mit deinen Gefühlen umgehen kannst. Den wichtigsten Schritt hast du jetzt schon getan: Du hast dich bewusst deinen Beschwerden zugewendet. Die Würdigung dessen, was da ist, ist der erste Schritt und in seiner Wirkung nicht zu unterschätzen.

Abschlussfrage:

Welches Gefühl, drückt sich durch dein Symptom oder Verlangen aus? Welche Sehnsucht? Was darfst du nicht spüren? Was verkneifst du dir schon lange? Ist es eine alte Verletzung? Ist es ein verbotener Wunsch nach Unterstützung, Nähe, Geborgenheit oder Freiraum? Ist es etwas anderes?

Wenn du noch mehr in die Erforschung deiner unbewussten Muster und Verhaltensweisen eintauchen möchtest, empfehle ich dir, ein Symptom-Tagebuch anzulegen.

Wir erleben alle jeden Tag solch eine Fülle an Gefühlen, Symptomen, Gedanken, dass wir gar nicht alles bewusst verarbeiten können. Durch ein Tagebuch werden bestimmte Zusammenhänge und Muster meistens erst offensichtlich, die uns im Alltag bislang gar nicht aufgefallen waren.

Übung 15: Symptom-Tagebuch

Besonders wenn du überhaupt keine Ahnung hast, warum du krank bist, empfehle ich dir, für 1 – 2 Wochen, ein Symptomtagebuch zu führen. Du kannst dafür die Fragen aus diesem Kapitel als Richtschnur verwenden.

1. Wann taucht dein Symptom auf?
2. Wodurch wird es besser?
3. Wodurch wird es schlechter?
4. Was genau passiert, BEVOR dein Symptom auftaucht?
5. Was tust du, wenn dein Symptom auftaucht?
6. Was tust du nicht, wenn dein Symptom auftaucht?

DIE KRAFT DER GEFÜHLE

Um dich noch mehr einzuladen und zu ermutigen, dich deinen Gefühlen und ihren verborgenen Kräften zuzuwenden, möchte ich hier die zentralen Gefühle, die unser Leben beeinflussen, genauer beschreiben.

Als Grundgefühle gelten in der Psychologie:

► Angst,
► Wut,
► Freude,
► Trauer,
► Scham

… gefolgt von Unsicherheit, Neugier, Ekel und Überraschung.

Interessanterweise gehören Gefühle wie Geborgenheit, Sicherheit und Liebe bisher nicht dazu. Durch die Forschung der PNI wissen wir, wie wichtig gerade diese positiven Gefühle neben Zuwendung und Fürsorge für die Gesundheit sind.

Basierend auf diesen Erkenntnissen stelle ich eine Auswahl von Gefühlen vor, die für die psychosomatische Gesundheit sehr wichtig sind oder die, wenn sie unterdrückt oder verdrängt werden, für viel Leid und Krankheiten sorgen können.

AGGRESSION SCHAFFT KLARHEIT

Die positive Seite der Aggression

Das Wort »Aggression« kommt aus dem Lateinischen und bedeutet »vorwärtsgerichteter Impuls«. Aggression ist also nicht grundsätzlich ein schlechtes Gefühl. Im Gegenteil – sie ist eine sehr wichtige Kraft, die dafür Sorge trägt, dass wir uns für unsere Ziele stark machen, dass wir uns abgrenzen, wenn wir Grenzen brauchen, oder uns trauen, auch in schwierigen Gesprächen unseren Standpunkt zu vertreten.

Wir alle brauchen ein gesundes Maß an Aggression, um Probleme zu bewältigen und Ziele zu erreichen. Wut, Ärger und Aggression – richtig kanalisiert – setzen große Kräfte in uns frei. Sie sind biologisch in unserem Verhalten verankert und gehören zu unseren ganz archaischen Kräften. Die negative Wertung haftet dieser Kraft an, weil sie in ihrer ungezügelten Erscheinungsform eine überaus zerstörerische Wirkung entfalten kann und häufig nur in ihrer negativen Form als »Aggression« bezeichnet wird.

Positiv betrachtet schenkt sie uns ein gesundes Maß an Klarheit, eine kraftvolle Ausstrahlung, Willensstärke und Überzeugungskraft. Es ist natürlich nicht immer einfach, gut beziehungsweise konstruktiv mit Aggression oder Wut umzugehen. Trotzdem oder gerade deswegen lohnt es sich, wenn wir uns diese Kraft zu eigen machen.

Die negative Seite der Aggression

Unterdrückte Wut zeigt sich als Entzündung. Oft erlauben wir uns ja noch nicht einmal, unsere Wut überhaupt wahrzunehmen. Gerade wenn wir als Kinder gelernt haben, dass Wut etwas Schlechtes ist, weil zum Beispiel Mutter oder Vater wütende Ausraster hatten, wodurch wir mit diesem Gefühl große Angst und Abscheu verbinden. Bei vielen Menschen entsteht auf diese Weise eine Unterdrückungsreaktion, die sich dann sehr häufig als übertriebene Freundlichkeit oder höflichen Rückzug darstellt.

Je mehr wir aber jedoch diese Kraft in uns zulassen, desto leichter fällt es uns, auf ihren Wellen zu reiten und sie zu nutzen. Auch der Umgang mit Gefühlen ist eine Sache der Übung. Gefühlte Wut kann sich dann beispielsweise allein durch die Augen, den Blick ausdrücken und so auf sehr subtile Weise für Klarheit sorgen und Grenzen deutlich machen. Wir haben alle unsere Erfahrungen mit verschiedenen Abstufungen von Aggression gemacht. Vom kleinen Ärger, wenn uns jemand den Parkplatz vor der Nase wegschnappt, über den regelmäßigen Ärger, den wir immer mit derselben Kollegin haben, bis hin zu der großen und oft lebensverlängernden Wut, wenn uns nach langem »Runterschlucken« endgültig der Kragen platzt.

Deshalb ist es so wichtig, verschiedene Möglichkeiten zu haben, um auch alltäglich mit Ärger und Wut umzugehen. Besonders Aggression löst die bereits beschriebene Stress-Kaskade aus. Wenn wir über lange Zeit unsere Wut unterdrücken, anstatt mit ihr konstruktiv umzugehen, entsteht eine dauerhafte Stressreaktion im Körper. Die Zellen der unspezifischen Immunabwehr werden wieder und wieder in dasselbe Organ oder denselben Körperbereich gepumpt, sodass wir es dann möglicherweise mit einer chronischen Nebenhöhlenentzündung oder Gelenkschmerzen zu tun haben. Dementsprechend kann man sagen, das nicht nur Stress zu Entzündungsreaktionen im Körper führt, sondern auch die nicht wahrgenommene Wut. Sie zeigt sich, wenn wir kein Ventil finden, um mit ihr umzugehen, sehr häufig durch Entzündungen im Körper.

Die positive Seite der Angst

Angst ist kein beliebtes Gefühl. Allerdings ist unsere Angst auch ein immens wichtiger Ratgeber. Die Angst ist grundsätzlich dazu da, uns zu beschützen. Sei es vor unsinnigen Entscheidungen, vor gefährlichen Experimenten mit unserer Gesundheit oder vor Menschen, die uns unheimlich sind.

2018 ist dieses Thema durch die »me too«-Kampagne sehr stark in das öffentliche Interesse gerückt. Viele Frauen berichteten, dass sie Angst gespürt haben, bevor es zu einem Übergriff kam. Durch ihre Erziehung und unsere gesellschaftlichen Konventionen haben sie der Angst leider nicht genug Beachtung geschenkt und gerieten so trotz dieser inneren Warnung in diese sehr gefährliche Situation.

Unsere Gefühle sind immer sinnvoll und stehen in einem ganz konkreten Zusammenhang mit der Umgebung. Angst macht uns wach. Genau wie auch bei Aggression steigt in Prüfungen unser Adrenalinspiegel an. Wir sind dadurch hellwach und bereit für die Prüfung. Unser Nervensystem ist angespannt, wodurch wir uns besser konzentrieren, aber auch schneller weglaufen können. Manchmal verleiht uns Angst auch übermenschliche Kräfte, um uns zu verteidigen oder aus einer Gefahrensituation zu befreien.

Es gibt einen guten Grund, warum uns mulmig wird, wenn wir zu dicht an einem Abhang stehen, eine Giftschlange erspähen oder vor einer großen Menschenmenge sprechen müssen.

Kein Ja ist immer ein Nein

Praxisbeispiel: Ein Patient von mir berichtete von der Möglichkeit einer »Super-Investition« in ein Urlaubs-Resort. Trotz der scheinbar großartigen Bedingungen und einer saftigen Dividende hatte er jedoch ein schlechtes Gefühl. Jedes Mal, wenn er mit jemandem darüber sprach, spürte er eine unterschwellige Angst. Er beschrieb es als ein Gefühl von Unsicherheit und Bodenlosigkeit. Letztlich war es sein Glück, dass er auf seine Angst hörte und sich gegen die Investition entschied. Nach wenigen Monaten ging dem Eigentümer das Geld aus und er verschwand in den Weiten von Thailand.

Das zeigt uns auch, dass Angst nicht immer nur mit Herzrasen oder Zittern einhergeht, sondern sich auch in einem mulmigen Gefühl oder in einem Gefühl von Unsicherheit äußern kann. Wir sind jedenfalls alle sehr gut beraten, auf unsere Angst zu hören, auch wenn es unangenehm ist.

Die negative Seite von Angst

Angst unterbricht unser Spürbewusstsein. Spürbewusstsein bedeutet unsere Fähigkeit, zu fühlen und mit unserer inneren Wahrnehmung im Kontakt zu sein. Damit ist eine Aufmerksamkeit gemeint, die auch kleine Veränderungen wahrnimmt und versteht, um sie in der jeweiligen Situation auch anwenden bzw. umsetzen zu können. In dem Fall von Angst wäre es ja besonders wichtig, diesem körperlich-seelischen Impuls Folge zu leisten. Aber bei Menschen, die sehr viel Angst erlebt haben, wird dieses Spürbewusstsein, im Sinne des Überlebens, nach und nach abgestellt. Angst fühlt sich fast ähnlich an wie Wut, denn sie ist ebenfalls mit großer Anspannung und innerer Unruhe verbunden. Natürlich hat jeder Mensch seine eigene Art und andere Stellen, an denen die Angst zum Vorschein kommt. Große Angst kann auch zu einem totalen Blackout führen. Dann gefrieren wir förmlich in Körper und Seele und können nicht mehr denken.

Kinder, die früh sehr viel Bedrohung, Angst und Gewalt erleben, verlieren mit der Zeit ihr Spürbewusstsein für sich und ihren Körper. Dadurch fühlen sie sich immer ein bisschen fremd in der Welt, in Beziehungen und in ihrem Körper. Angst kann auch bei Kindern entstehen, die zu früh alleine gelassen werden, weil die Eltern vielleicht viel arbeiten oder aufgrund von Krankheit nicht anwesend sind. Dann entwickelt sich eine sehr starke unterbewusste Spannung im Körper, um sich in der Einsamkeit selber Halt zu geben.

Unterdrückte Angst erzeugt tief sitzende Verspannungen

Wer keine seelische Geborgenheit und liebevolle Fürsorge kennenlernt, entwickelt auch keine liebevolle Beziehung zu sich selbst und seinem Körper. Und im Sinne der Schemata, die sich im Gehirn gebildet haben, neigen wir dazu, uns weiterhin selbst schlecht zu versorgen, uns zu überfordern oder uns in Menschen zu verlieben, die uns genauso wenig lieben können wie unsere Eltern. Weil wir nichts anderes kennen!

Das Leben, das wir dann als Erwachsene führen, erhält zunächst den gewohnten Stress- oder Angstpegel und die damit verbundenen tiefen körperlichen Spannungen. Kein Wunder also, dass es dem Körper meistens irgendwann zu viel wird und er krank wird. Da nichts von dem, was wir erlebt haben, verloren geht, haben wir glücklicherweise jederzeit die Möglichkeit, über den Körper die Seele zu heilen und umgekehrt.

SCHMERZEN SIND TEIL UNSERER SELBSTHEILUNGSKRÄFTE

Die positive Seite von Schmerzen

Besonders bei Schmerzen ist es schwer, ihnen eine positive Seite abzugewinnen. Biologisch gesehen sind Schmerzen allerdings sehr wichtig für uns. Sie machen auf Wunden, Verletzungen, Fehlfunktionen oder schwere Erkrankungen aufmerksam. Deshalb ist es wichtig, sich sofort darum zu kümmern. Trotzdem gilt es irgendwie als besonders heldenhaft, stark oder zäh, über Schmerzen hinwegzugehen. Der tapfere Mitarbeiter kommt auch mit heftigen Kopfschmerzen zur Arbeit, »gedoped« mit Schmerzmitteln, anstatt auf den Körper zu hören und sich auszuruhen. Die Gliederschmerzen bei einer Erkältung oder Grippe gehören zum Repertoire unserer Selbstheilungskräfte. Sie sind sehr sinnvoll, denn sie sollen eigentlich dazu führen, dass wir uns ins Bett legen, damit das Immunsystem genug Energie hat, um die Erreger zu bekämpfen. Ebenso können sich viele schwerwiegende Krankheiten, wie etwa Lungenentzündung, Krebs oder Herzbeschwerden, durch starke Schmerzen zum Ausdruck bringen. Auch hier sind wir gut beraten, die Schmerzen ernst zu nehmen.

Die negative Seite von Schmerzen

Unterdrückte Schmerzen behindern irgendwann das ganze Leben. Eine andere Variation von Schmerzen entsteht durch Unterdrückung von Gefühlen und durch dauerhaften biochemischen Stress. Schmerzen sind oft ein körperlicher Ausdruck seelischer Verletzungen. Bei vielen Menschen entsteht erst durch ihre Schmerzen das Bedürfnis, im Leben endlich mal innezuhalten. Schmerzen sind sehr mächtig. Sie haben das Zeug dazu, uns völlig vom Leben abzuschneiden. Schmerzen können uns im wahrsten Sinne des Wortes blockieren oder komplett stilllegen. Sie erschüttern unser Selbstvertrauen, unseren Lebensmut, sie können uns vollkommen in die Knie zwingen. Schmerzen geben uns das Gefühl, dass unser Körper uns nicht mehr gehorcht. Schmerzen werden schlimmer, wenn wir uns auf sie konzentrieren oder Angst vor ihnen haben. Schmerzen sind sehr eng mit unseren Gefühlen verbunden. So manches Mal verstehen wir zunächst gar nicht, wo die furchtbaren Schmerzen plötzlich herkommen (und auch viele Ärzte nicht). Aber meistens liegt unter unseren Schmerzen – wenn wir wirklich genau hinsehen – eine lange Leidensgeschichte, in der wir auch tiefen seelischen Schmerzen begegnen. Viele chronische Schmerzen beginnen mit einem akuten Entzündungsgeschehen. Deshalb ist es sehr wichtig, sich mit alten Gefühlen von Enttäuschung, Wut oder Verlassenheit ausein-anderzusetzen. Wie ist das bei dir? Welches Lebensereignis, welches Gefühl bereitet deiner Seele Schmerzen?

ENTTÄUSCHUNG REINIGT DAS DENKEN

Die positive Seite von Enttäuschungen
Die Ent-täuschung ist im ursprünglichen Sinn ein sehr gesunder Vorgang, auch wenn er meistens mit seelischen Schmerzen einhergeht. Enttäuschungen sind deshalb so wichtig und gesund, weil sie uns erschüttern. Sie bringen unsere Denkgewohnheiten, unsere Schemata im Gehirn, unsere Glaubenssätze durcheinander.

Jede Enttäuschung lässt uns reifen
In unserem Inneren können sich neue Türen öffnen, wir können uns plötz-

lich neue Grenzen erlauben, besser »Nein« oder »Ja« sagen. Unser Blick auf bestimmte Menschen und Verhaltensweisen klärt sich und wir sind beim nächsten Mal klüger, vorsichtiger oder offener. Wir lernen uns selbst besser kennen und können nach einer Enttäuschung viel besser auf uns selbst achten und mehr zu uns stehen.

Trauer und Enttäuschung – wenn das Leben einen anderen Weg einschlägt

Eine andere, sehr schmerzhafte Form von Enttäuschung, gepaart mit Trauer, kann auftauchen, wenn wir plötzlich einen geliebten Menschen verlieren oder ein nahestehender Mensch erkrankt, einen Unfall hat oder zum Pflegefall wird.

Dann werden alle unsere Pläne über den Haufen geworfen. Der Traum von einem glücklichen Familienleben endet im Krankenhaus oder zieht eine lebenslange Pflegebedürftigkeit nach sich. Der langgehegte Wunsch, mit unserem geliebten Partner gemeinsam den Lebensabend zu genießen, endet jäh mit einer schwerwiegenden Diagnose wie Parkinson, Krebs oder Alzheimer.

Die langjährige Pflege eines geliebten Menschen erzeugt sehr viele widersprüchliche und tiefe Gefühle. Der schleichende Verlust eines Menschen durch eine schwere Krankheit bewirkt sehr hohen inneren Stress, der nicht zu unterschätzen ist. Wir verlieren einen Menschen, obwohl er noch da ist. Den körperlichen oder geistigen Verfall mit anzusehen ist sehr schmerzhaft und sehr emotional. Kein Wunder also, dass viele Angehörige während oder nach der Pflege eines geliebten Menschen selbst krank werden.

In so einem Fall entsteht eine akute Stressreaktion durch das innere Dilemma zwischen Liebe und Fürsorge auf der einen Seite und Überforderung und Trauer auf der anderen Seite. Die Sorge um den anderen, gepaart mit Hilflosigkeit, ist für die meisten Menschen ein fast unlösbares Problem. Deshalb ist es so wichtig, dass in einer solchen Situation auch der Pflegende unterstützt wird. Es gibt inzwischen sehr viele gute Angebote für Angehörige. Es ist wichtig, diese auch anzunehmen, anstatt aus alten Überzeugungen heraus durchzuhalten und sich restlos zu überfordern.

Eine solche Belastung durchzustehen ist sicherlich eine besondere Herausforderung, die viel Achtsamkeit und auch eine sehr gute Selbstversorgung erfordert.

Die negative Seite von Enttäuschung

Enttäuschung und Aufopferung zeigen sich als Rückenprobleme und Depressionen. Dem Strammstehen und Durchhalten begegne ich in meiner Praxis oft. Viele Patienten kommen dann mit Verspannungen und Schmerzen im Schulter-Nacken-Bereich. Weitere Beschwerden, die bei der Langzeitpflege von geliebten Menschen entstehen können, sind nachweislich Depressionen, die durch die Aussichtslosigkeit der Situation entstehen. Denn durch die voranschreitende Verschlechterung, die bei vielen dieser Krankheiten zu beobachten ist, müssen sich die Angehörigen nicht nur mit dem schleichenden Verlust des geliebten Menschen auseinandersetzen, sondern auch mit ihren eigenen Gefühlen von Hoffnungslosigkeit und ohnmächtiger Wut. Das Wichtigste dabei ist, diese Gefühle in einem sicheren Raum (im Wald, in der Therapie, in einer Selbsthilfegruppe) spüren zu dürfen. Wem das eher fremd ist, der kann sich zunächst auch seine Sorgen von der Seele schreiben. Das ist ein sehr effektives Mittel, um mit schwierigen Gefühlen umzugehen.

TRAUER ERLEICHTERT DEN ABSCHIED

Die positive Seite von Trauer

Das Besondere an Trauer ist, dass sie nur dadurch verschwindet, wenn wir uns ihrer annehmen. Natürlich ist niemand gerne traurig. Einen geliebten Menschen, ein Zuhause oder eine Arbeitsstelle mit Team, mit denen wir sehr glücklich waren, zu verlieren, ist immer schmerzhaft. Dennoch erleichtert die Trauer das Abschiednehmen und den Neuanfang. Durch das bewusste Trauern nehmen wir eine Situation an, wie sie ist.

In der Familienaufstellung gibt es einen wundervollen und sehr heilsamen Satz: »In der Trauer bleiben wir verbunden.« Trauer ist ein sehr starkes und archaisches Gefühl. Sie besitzt große Heilkraft, wenn wir uns ihr zuwenden. Wenn wir den Schmerz fühlen dürfen, kann er sich verwandeln. »In der Trauer bleiben wir verbunden« heißt für mich auch, dass man durch das Trauern Abschied nimmt und gleichzeitig in seinem Herzen einen Platz öffnet für die Person, die wir verloren haben. Durch den Akt des Trauerns würdigen wir den Menschen oder die Situation, die wir verloren haben. Wir würdigen die gemeinsame Zeit und die gemeinsamen Erlebnisse. Wir würdigen das, was wir miteinander hatten: Liebe, Lebenszeit, Berufserfahrung oder Familie.

Die negative Seite von Trauer

Ungelöste Trauer wirkt sehr bedrückend auf Körper, Seele und Immunsystem. Wenn wir uns vor der Trauer drücken, bleibt sie bei uns. Nicht angenommene, also nicht gefühlte Trauer lässt uns schwer und melancholisch werden. Sie raubt uns die Lebensfreude und Energie. Wir können in unserer Trauer versinken und depressiv werden. Ein lähmendes Gedankenkarussell entsteht. Trauer drückt dann nicht nur auf die Stimmung, sie schwächt auch unseren Körper und unser Immunsystem. In Langzeitstudien wurde festgestellt, dass bei Menschen, die eher melancholisch bzw. depressiver Stimmung waren, auch die Produktion von Immunzellen gedrosselt wurde. Ein weiterer Grund, warum es so wichtig ist, aktiv mit den Gefühlen umgehen zu lernen.

Doch Trauer ist nicht immer nur traurig. Manchmal mischt sich die Wut hinein, verlassen worden zu sein, oder Enttäuschung über das, was alles nicht mehr sein kann. Diese komplexe Mischung aus verschiedenen Gefühlen, die alle irgendwie in diesem Zusammenhang »verboten« sind, machen das Trauern natürlich nicht einfacher.

Mit Trauer umzugehen ist besonders für solche Menschen schwierig, die schon früh schmerzhafte Erfahrungen von Verlassenwerden und Einsamkeit gemacht haben. Wenn in unseren unbewussten Schemata solche schwer zu bewältigenden Erlebnisse »eingelagert« sind, kann ein weiteres Erlebnis von Verlust und Trauer die alten, längst vergessenen Gefühle wieder aktivieren. Wir wundern uns dann, warum aktuelle Erlebnisse uns so unglaublich stark belasten, obwohl diese oberflächlich betrachtet gar nicht so schlimm sind. Besonders dann ist es ratsam, sich ganz wohlwollend mit der eigenen Geschichte zu befassen und sich auch Unterstützung zu holen.

LIEBE – DEINEM HERZEN FOLGEN

Die positive Seite von Liebe

Das Wort Liebe ist eigentlich eine Umschreibung für Gefühle von großer Wertschätzung und Zuneigung einem anderen Menschen gegenüber. Für manche Leute, aber auch für die Natur, Tiere oder bestimmte Tätigkeiten. Wer liebt, was er tut, fühlt sich beflügelt. Die Liebe öffnet unsere Herzen, wir sind freudestrahlend und inspiriert.

Auf dieser Grundlage ist die Liebe wohl das schönste und erhabenste Gefühl, das wir kennen. Liebe schenkt uns Lebensglück. Wenn wir lieben und glücklich sind, haben wir eine ganz andere Ausstrahlung, wir haben bessere Ideen, mehr Energie und sind großzügiger. Liebe und Selbstliebe haben eine sehr starke, heilende Kraft. Wahre Liebe entsteht unabhängig davon, ob sie erwidert wird.

Ebenso wie Aggression ist übrigens auch die Liebe biologisch verankert, zum Beispiel in der Liebe einer Mutter zu ihrem Kind. Es gibt keine stärkere Kraft als die Liebe. Liebe fließt, wenn wir frei sind, sie zu verschenken, wenn wir uns verbunden und gesehen fühlen.

Die Liebe beschäftigt die Menschheit schon seit vielen Jahrtausenden. Liebe hat sehr viele Facetten. Es gibt die Liebe zwischen Paaren, die Liebe zu unseren Kindern und Verwandten, die Liebe in einer Freundschaft und die körperliche Liebe. Die Liebe zieht uns manchmal einfach unweigerlich zu einem Menschen, einem Tier oder einer Tätigkeit hin. Wer seine Arbeit liebt, dem fällt sie leicht.

In meinen Augen ist Liebe auch die tiefe seelische Wahrheit, die uns durch eine innere Sehnsucht vorantreibt, bestimmte Ziele zu verwirklichen oder unser Leben zu verändern. Wenn das Herz spricht, spüren wir eine innere Gewissheit, die uns Kraft und Vertrauen gibt. Liebe kann uns helfen, Entscheidungen zu treffen oder einen Weg weiterzuverfolgen, der zunächst wenig erfolgreich aussieht. Liebe unterstützt uns darin, uns zu öffnen, uns auf neue Menschen einzulassen. Sie hilft uns zu wachsen, zu reifen und dem Leben zu vertrauen.

Das Spannende ist: Liebe, Glück und Freude beflügeln nicht nur unsere Seele, sie aktivieren auch unseren Körper, den Stoffwechsel und das Immunsystem.

Das Herz ist das Organ, was in allen Kulturen und Religionen der Liebe zugeordnet ist. »Folge deinem Herzen« – diesen Satz kennst du bestimmt. Liebe ist eine sehr starke Emotion. Eine liebevolle und wertschätzende Beziehung gibt uns Kraft und stärkt unser Immunsystem. Gerade am Beginn einer Liebe zwischen zwei Menschen löst die Liebe wahre Hormonfeuerwerke in unserem Körper aus. Eine positive und liebevolle Beziehung, in der sich die Partner gesehen fühlen, stärkt unser Immunsystem ebenso wie körperliche Nähe, Kuscheln, Küssen und leidenschaftlicher Sex.

Die negative Seite von Liebe

Unerfüllte Liebe und grenzenlose Liebe können allerdings auch sehr kraftraubend sein. Diese vermeintliche Form der Liebe kann bisweilen gar suchtartige Ausprägungen annehmen. Wir sind dann mehr beim anderen als bei uns, ständig eifersüchtig oder flattern von einer Verliebtheit zur nächsten, ohne wirklich in die Tiefe zu gehen. Jene Art von haltloser Liebe, die keinen Landeplatz und keine Erfüllung findet, ist kraftraubend und sehr ungesund. Diese negative Seite hat nichts mit echter, substanzieller Liebe zu tun, sondern eher mit unbewussten seelischen Verletzungen von Haltlosigkeit oder Verlassenheit. Sie zerrt an uns, reißt uns immer wieder aus unserer Mitte und schwächt uns. Da wir ständig dem alten Mangel begegnen, können die alten Wunden nicht verheilen. Diese Form der Liebe, lässt sich nicht durch »den Richtigen« heilen, sondern nur durch die Heilung deiner eigenen Gefühle und Verletzungen.

Eine besonders schmerzhafte Form der »negativen« Liebe ist die sogenannte Co-Abhängigkeit. Diese betrifft besonders die Partner und Kinder von Suchtkranken. Menschen mit einer Prägung zur Co-Abhängigkeit neigen dazu, sich immer wieder in Süchtige zu verlieben. Sie verschenken ihre Liebe sozusagen immer wieder vollkommen sinnlos an Menschen, die ihre

Liebe gar nicht zu schätzen wissen. Dadurch sind sie dann ständig mit dem alten Mangel konfrontiert. Gesunde, nährende Beziehungen werden somit nicht entstehen, bevor nicht die eigenen Schattenseiten integriert sind.

UNSICHERHEIT ÖFFNET DAS DENKEN

Die positive Seite von Unsicherheit
Unsicherheit ist im Grunde ein großartiges Gefühl. Denn sie macht uns kreativ. Sie zwingt unser Gehirn regelrecht, seine eingefahrenen Verhaltensmuster zu verlassen. Wer sich auf unbekanntes Terrain begibt, ins kalte Wasser springt, ein neues Hobby, eine neue Arbeit beginnt oder neue Leute kennenlernt, kennt dieses Gefühl.

Gehirnphysiologisch können so ganz neue Verbindungen zwischen den Synapsen entstehen, die uns wachsen und reifen lassen. Im Grunde eröffnet eine Erfahrung von Unsicherheit jedes Mal einen wichtigen Prozess der Selbsterkenntnis. Wohl dem, der sich immer wieder traut, seine gewohnten Pfade zu verlassen, und sich diesem Gefühl der Unsicherheit hingibt.

Gelegentliche Unsicherheit, etwa wenn wir mit fremden Leuten auf einer Fortbildung sind, uns in einer fremden Umgebung oder in einer neuen Beziehung erst mal zurechtfinden müssen, ist normal und sogar förderlich. Denn sie regt, wie gesagt, unser Gehirn an, seine ausgetretenen Trampelpfade zu verlassen.

Große Unsicherheit erleben viele Menschen auch, wenn sie plötzlich vor einer großen Zuschauermenge reden oder singen müssen. Auch die Überwindung dieser Unsicherheit kann sich sehr positiv auf unsere Persönlichkeitsentwicklung auswirken und unser Selbstvertrauen ungemein stärken.

Die negative Seite von Unsicherheit
Tiefe Unsicherheit lähmt uns, sie lässt unsere Lebenskraft gefrieren. Je nach eigener Geschichte und individuellen Schemata erzeugt sie Angst oder macht uns wütend. Manche Menschen reagieren dann mit übertrie-

bener Selbstsicherheit und preschen nach vorne. Dabei tun wir in dem Moment nichts anderes, als das Gefühl, das wir nicht fühlen wollen, zu kompensieren. Das ist zwar nicht die schlechteste Variante, aber auch keine echte Freiheit. Andere Menschen werden von dem Gefühl regelrecht blockiert, können nicht mehr denken oder handeln, fühlen sich ausgeliefert und ohnmächtig. Die schlimmste Form von Unsicherheit wird im Zusammenspiel mit Ohnmacht erlebt: Wenn wir total überfordert werden und uns dabei noch unter Druck gesetzt fühlen. Wenn wir mit dem, was wir wissen und können, ein Problem nicht zu lösen vermögen. Oder noch schlimmer, wenn wir eine überfordernde Situation nicht verlassen können. Dann erstarren wir in Angst und Ohnmacht.

Menschen, deren Kindheit durch solche Gefühle geprägt war, tragen tiefe unbewusste Spannungen und Ängste mit sich herum, die in bestimmten Trigger-Situationen ausgelöst werden und sie immer wieder aufs Neue schwächen. Je früher sie diese Gefühle erfahren mussten, desto tiefer sind sie in der körpereigenen Biochemie verankert. Das bedeutet, dass schon kleine Herausforderungen dieses Gefühlsprogramm reaktivieren können und die betreffende Person sich viel ohnmächtiger und ausgelieferter fühlt, als es der Situation eigentlich entspricht.

Vielleicht bleibt uns in solchen Situation tatsächlich die Luft weg, wir bekommen einen Blackout, können uns nicht mehr konzentrieren und verlieren im schlimmsten Fall die feinmotorische Kontrolle über unseren Körper. So entsteht ein Teufelskreis. Wer kennt das nicht: Wir machen besonders dann Fehler, wenn wir sie auf jeden Fall vermeiden wollen.

Die Heilung dieser Form von Unsicherheit gleicht einem Auftauprozess. Es ist sehr wichtig, sich vollkommen wertfrei und wohlwollend diesen Gefühlen zuzuwenden. Neben der Analyse der Problematik ist es sehr hilfreich, im weiteren Verlauf neue Ideen und Verhaltensweisen nicht nur zu entwickeln, sondern auch einzuüben. Dazu können wir durch haltgebende Körperarbeit die tiefen inneren Spannungen im Körper dazu einladen, sich zu lösen. Muskeln, Sehnen und das Bindegewebe brauchen eine Einladung, keinen Zwang oder Druck. Das ist ganz wichtig – gerade wenn wir es mit wirklich frühen Verletzungen zu tun haben.

Die positive Seite von Scham

Schamgefühle und Schamgrenzen sind essenziell für unser soziales Miteinander. Deshalb werden sie in einem gewissen Rahmen in der Erziehung genutzt, um Kindern Grenzen beizubringen. Wir fühlen Scham, wenn wir mit drei Jahren mit vollster Hingabe und Kreativität den Cremetopf auf dem Wohnzimmerteppich verteilt haben und dann dafür anstatt der üblichen Bewunderung Entsetzen und Ärger ernten.

Scham entsteht durch das Gefühl, in einem Moment, in dem wir voll und ganz mit uns selbst verbunden waren, etwas ganz furchtbar falsch gemacht zu haben.

Scham erzeugt das Gefühl, nicht richtig zu sein, so wie wir sind, verbunden mit dem Gefühl, es nicht wiedergutmachen zu können. Diese alltäglichen Erfahrungen von Scham kennen wir alle. Das Gute: Dieses Gefühl lässt sich durch Trost und eine Entschuldigung auch wieder auflösen – auch viele Jahre später.

Die negative Seite von Scham

Anders sieht es aus, wenn ein Mensch regelmäßig beschämt wird. Dann fühlt sich die ganze Person immer wieder in ihrem gesamten Selbstbild infrage gestellt. Wir fallen dann innerlich in ein tiefes seelisches Loch, indem wir zusammenbrechen und unsere ganze Lebenslust und Lebensfreunde verlieren.

Ungeheilte Scham raubt uns die Kraft. Beschämt werden wir, wenn jemand unsere Grenzen und insbesondere unsere Intimsphäre und Körpergrenzen nicht respektiert. Das gilt ebenso für Kinder wie für Erwachsene. Und das gilt gleichermaßen für Männer wie für Frauen. Wir fühlen uns dann entblößt und beschmutzt. Eine Folge der Verletzung durch regelmäßige Beschämung ist, dass wir dadurch oft selbst verschobene Schamgrenzen bekommen und uns mehr zumuten, als nötig ist, oder uns viel mehr gefallen lassen, als uns guttut.

Eine andere weit verbreitete Form von Beschämung ist das Mobbing. Es kann im persönlichen Kontakt passieren, aber auch in den sozialen

Netzwerken, sodass es alle lesen können. Wir fühlen uns dann vor der ganzen Welt entblößt. Ein Gefühl, bei dem wir im Boden versinken möchten. Das Gefühl der Beschämung kann so stark werden, dass es sogar Menschen in den Selbstmord treiben kann.

Genauso wie Scham im Positiven unsere Unversehrtheit und unsere gesunden Grenzen definiert, genauso entwertend und verletzend ist sie, wenn diese gesunden Grenzen überschritten werden. Es schadet uns daher tief, wenn jemand unsere Grenzen missachtet. Die Heilarbeit mit dem Thema Scham braucht deshalb sehr viel Achtsamkeit, Sicherheit und Langsamkeit sowie ein sehr wertschätzendes und respektvolles Umfeld, damit sie abfließen kann.

NEUGIER ERZEUGT ENTWICKLUNG

Die positive Seite von Neugier
Neugier ist eine faszinierende Sache. Ohne Neugier würden wir vermutlich noch in Höhlen leben. Neugier und Forschergeist sind die wichtigsten Zutaten für unsere persönliche Entwicklung und die Entwicklung der Menschheit insgesamt. Die gesunde Neugier und Wissbegierde treibt uns hinaus ins Leben, lässt uns von unserer Babydecke krabbeln und später neue Lebensufer erobern. Neugier sorgt dafür, dass wir nie stehen bleiben, dass wir immer weitersuchen, weitergehen und uns weiterentwickeln. Es ist eine fundamental wichtige Eigenschaft, die Menschen und Tiere beflügelt.

Permanent werden als Resultat der Neugier und dem daraus entstehenden Lernprozess neue Verknüpfungen im Gehirn erstellt. Vor allem Kinder sind so etwas wie wahre »Lernmaschinen«. Bei Erwachsenen geht das nicht mehr ganz so schnell und umfangreich – dennoch lernen wir unser Leben lang. Der Psychologe und Hirnforscher Donald O. Hebb formte den Begriff der neuronalen bzw. synaptischen Plastizität. Dieses Konzept geht davon aus, dass sich die Synapsen und ganze Hirnareale permanent verändern können, um laufende Prozesse zu verbessern.

Wann bist du das letzte Mal wirklich bewusst neugierig durch die

Welt gelaufen? Staunend, mit Entdeckergeist? Wann hast du das letzte Mal eine Sache zum allerersten Mal gemacht?

Die negative Seite von Neugier

Es gibt auch noch eine andere Art der Neugier. Dabei stellt sich vor allem die Frage nach der Quelle, aus der sie kommt. Als Erwachsene sind wir oft »neugierig«, um Situationen gut einschätzen zu können. Wir wollen die Informationen aufsaugen, um Situationen richtig einschätzen zu können. Das ist auf der einen Seite vollkommen natürlich und bedient unser Bedürfnis nach Sicherheit.

Wenn wir uns aber nur um die Angelegenheiten anderer Leute kümmern, diese ständig beobachten oder bewerten, dann entwickelt sich die negative Seite von Neugier. Diese Form von Neugier schafft kein Vertrauen oder einen wertschätzenden Raum. Sie ist geleitet von Sensationsgier und manchmal auch von Schadenfreude. Diese Form von Neugier nutzen die meisten zur Ablenkung von den eigenen Problemen.

FREUDE MACHT DAS LEBEN LEICHT

Unsere Hobbys wie Singen, Tanzen, Schwimmen, Reiten, Yoga, Heimwerken, Basteln, Backen oder Schreiben können sehr viel Freude erzeugen.

Freude ist nicht nur ein sehr angenehmes Gefühl, sondern auch noch überaus gesund. Freude schenkt uns Leichtigkeit, Spaß und Zufriedenheit.

Freude aktiviert nicht nur unsere Gefühle, sondern auch, wie die PNI zeigen konnte, unseren Stoffwechsel und das Immunsystem. Freude bewegt uns, regt den Kreislauf an. Ähnlich wie beim Verliebtsein fühlen wir uns seelisch und körperlich gesund und stark. Wir sind im Fluss mit uns selbst und unserem Leben. Die Körperfunktionen laufen rund, die Organe arbeiten leicht und effektiv.

Freude erleben viele Menschen auch in der Natur, im Wald oder im eigenen Garten. Wobei hier ein zweiter wichtiger Gesundheitsaspekt hinzukommt: die Ruhe. Gartenarbeit kann sehr meditativ sein und uns neben der Freude tiefen Frieden schenken.

Andere Menschen erleben Freude mit ihren Tieren, am Strand, in der Wildnis, auf Reisen oder beim Sport. Manche erleben die größte Freude beim Kochen, wenn ihnen ein neues Gericht gut gelungen ist. Und natürlich möchte ich auch die kleinen Freuden nicht vergessen, die wir uns im Alltag gönnen: sei es ein leckerer Kaffee oder ein gutes Mittagessen. Eine besondere Freude für mich ist es, einen Sonnenuntergang zu beobachten oder mit meiner warmen, weichen Katze auf dem Schoß zu lesen.

Freude ist ein sehr unterschätztes Gefühl!
Obwohl wir uns alle gerne freuen, wird die Freude sehr oft dem allgemeinen »Funktionieren« geopfert. Manche sagen: »Freude ist nur etwas für Kinder«. Dabei ist es so wichtig, dass wir alle jeden Tag etwas finden, über das wir uns freuen können.

Die PNI-Forschung konnte zeigen, dass durch die Beschäftigung mit Dingen und Tätigkeiten, die uns Freude bereiten, innerer Stress deutlich reduziert wird und der Körper leichter in den Erholungszustand umschalten kann.

Die negative Seite von Freude
Die negative Seite von Freude ähnelt der negativen Seite von Liebe oder Verliebtheit. Wenn wir ständig »happy« sind oder das Gefühl haben, es sein zu müssen, verfangen wir uns im Außen und verlieren den Kontakt zu uns selbst. Übertriebene Freude und Euphorie schneiden uns von unserem Inneren ab. Wir suchen dann unser Heil im Außen, im nächsten Kick, in der nächsten Party, dem nächsten Sexpartner oder dem nächsten spirituellen Höhenflug.

Dieser Lebensstil ist für den Körper sehr erschöpfend. Wir leben dann sozusagen auf »Kredit«. Besonders wenn auch noch Drogen ins Spiel kommen, zehren wir unseren Körper aus, ohne es selber wahrzunehmen. Egal woher die hedonistischen Kicks kommen: Sie aktivieren bestimmte Systeme über ein gesundes Maß hinaus, deshalb fühlen wir uns ja dann auch so high. Gleichzeitig aber verbrauchen wir dafür übermäßig viel Energie. Nach dem High folgt das Low. Der folgende Kater lässt uns spüren, wie viel Kraft es gekostet hat. Nun möchte der Körper erst mal entgiften, um sein gesundes Gleichgewicht wiederherzustellen. Wenn wir nun aber täglich über unsere gesunden Grenzen hinweggehen, verschiebt sich unser körperliches Gleichgewicht und wir werden auf Dauer krank.

ZWEIFEL SCHAFFEN KLARHEIT

Die positive Seite des Zweifels

Zweifel stellen die Frage nach Wahrheit oder Täuschung. Sie lassen uns spüren, wenn etwas nicht stimmt. Besonders wenn das, was wir spüren, nicht übereinstimmt mit dem, was behauptet wird.

Zweifel können unsere bisherige Wahrnehmung vollkommen erschüttern, wenn wir etwa feststellen, dass die Dinge ganz anders sind, als wir bisher angenommen haben. Zweifel erzeugen eine innere Verunsicherung, die uns in den meisten Fällen förmlich zwingt, sich mit ihnen auseinanderzusetzen. Zweifel helfen uns, Dinge, Situationen und Menschen zu hinterfragen, dadurch bekommen wir einen eigenen Standpunkt und echte Sicherheit zu dem entsprechenden Thema. Deshalb sind Zweifel so wichtig und sorgen für innere Klarheit.

Tiefe, bohrende Zweifel entstehen, wenn wir belogen werden. Wenn wir intuitiv spüren, dass wir betrogen werden, auch wenn unser Gegenüber das nicht zugibt.

Zweifel macht sich breit, wenn jemand hinter unserem Rücken schlecht über uns redet oder unser Vertrauen ausnutzt. Dann verbinden sich die Zweifel mit den Themen Scham und Vertrauen. Zweifel können unser ganzes Leben zerreißen, unsere Vorstellungen und Hoffnungen zerstören und ähnlich wie eine tiefe Enttäuschung für sehr viel schmerzhafte Klarheit sorgen. Wer in einem Feld von Unaufrichtigkeit lebt, verliert nach und nach seine innere und äußere Orientierung, denn Wahrheit heilt und gibt uns einen Boden für unsere Handlungsfähigkeit.

Wer sich mit seinen Zweifeln auseinandersetzt und Dingen wirklich auf den Grund geht, ohne im ewigen Grübeln stecken zu bleiben, erwirbt eine klare Sicherheit in Bezug auf das Thema des Zweifels. Eine Phase des

Zweifels ist oft nicht einfach auszuhalten, jedoch in der Regel sehr produktiv. Denn die Klarheit und Sicherheit, die daraus entstehen, tragen uns dann über alle Grenzen und Schwierigkeiten hinweg!

Die negative Seite des Zweifels

Die destruktiven Seiten des Zweifels treten hervor, wenn wir in unseren Zweifeln versinken und unser Gespür für uns selbst und unsere eigenen Wünsche verlieren. Zweifel können so überwältigend werden, dass wir gar nicht mehr wissen und insbesondere spüren können, was wir eigentlich wollen oder was wirklich gut für uns ist. Besonders Selbstzweifel können auf diese Weise sehr zerstörerisch sein, weil sie uns unter Umständen vollkommen den Boden unter den Füßen wegziehen.

Bohrende Zweifel wirken dann selbstzerstörerisch und autoaggressiv und können uns auf die Weise krank machen. Das heißt, um sie zu beenden, sollten wir uns dem dahinter liegenden Gefühl von Enttäuschung, Ärger oder Wut zuwenden.

GEBORGENHEIT ENTSPANNT

Dieses Gefühl rückt derzeit immer stärker in den Fokus der Öffentlichkeit. Denn es ist so etwas wie der Dünger für unsere seelische und körperliche Gesundheit. Geborgenheit erleben wir in einem sicheren Raum, in dem unsere Grenzen ganz selbstverständlich gewahrt werden. Das kann während einer guten Therapie sein, aber auch eine funktionierende Familie oder ein guter Freundeskreis. Ein Raum, in dem wir Zuwendung bekommen, die wir einfach nur annehmen dürfen. Geborgenheit geht einher mit Ruhe, Wärme, Sicherheit und Unversehrtheit. Geborgenheit erzeugt das Gefühl, »richtig« zu sein, willkommen zu sein und gewollt zu sein.

Oxytocin, das Hormon der Geborgenheit

Einen letzten kleinen Ausflug möchte ich noch in das Reich der Biochemie machen, denn unser Körper hat eine Menge großartiger Mechanismen.

Bislang galt Oxytocin im Rahmen von Schwangerschaft und Geburt als »Bindungshormon« zwischen Mutter und Kind. Einerseits sorgt es für eine tiefe emotionale Verbundenheit zwischen ihnen und andererseits schützt der erhöhte Oxytocinspiegel im Blut beide vor Stress.

Inzwischen wissen wir aber, dass es auch die Bindung zwischen Erwachsenen stärkt. Die Ausschüttung von Oxytocin bewirkt eine innere Beruhigung. Ängste können sich auflösen, und ein tiefes Gefühl von Vertrauen entsteht. Bei Erwachsenen wird Oxytocin beispielsweise durch körperliche Nähe, Kuscheln und zärtliche Berührungen oder auch die sexuelle Interaktion ausgeschüttet.

Oxytocin nimmt im Körper vielfältige Aufgaben wahr. Es senkt den Blutdruck und den Cortisolspiegel, was unserem Immunsystem guttut, und fördert so z.B. auch die Wundheilung. Das alles sind die Effekte der oft vernachlässigten parasympathischen Seite unseres vegetativen Nervensystems. Oxytocin stärkt also zwischenmenschliche Beziehungen, wirkt angstlösend und entspannt das Nervensystem. Das bedeutet: Die beruhigende Wirkung von stabilen Beziehungen und eine gute soziale Anbindung sind für ein gesundes Leben nicht zu unterschätzen.

Für die Therapie von Stress und psychosomatischen Krankheiten bietet uns dieses Wissen auch ganz neue Ansatzpunkte für die Therapie. Wir können jetzt viel konkreter Menschen bei bestimmten Beschwerden unterstützen. Geborgenheit und Zuwendung werden auf diese Weise zu einem wichtigen Heilmittel in unserer modernen Welt. Die heilende Kraft von Geborgenheit erleben wir auch bei entspannender Körperarbeit oder Massage, bei Ayurvedischen Ölbehandlungen oder in der Sauna.

Im Zustand von Geborgenheit schaltet das vegetative Nervensystem von »Aktivität nach außen« auf »Aktivität nach innen« (Stichwort Alpha- und Theta-Zustand). Die Gehirnaktivität sinkt in einen Ruhemodus, der sehr tief entspannend und wichtig für unsere Regeneration ist.

Wie wir heute wissen, sind Ruhezeiten und Phasen von Entspannung viel wichtiger und gesünder, als wir bisher dachten. Besonders aktive und fleißige Menschen, die viel Verantwortung tragen, sollten sich auch ganz gezielt Pausen und Entspannungsphasen in ihren Alltag einbauen, denn es dauert 72 Stunden, bis ein stressiges Ereignis »abgeflossen« ist. Ein entspannter und erholter Körper bleibt besonders auf lange Sicht leistungsfähiger und gesünder.

Geborgenheit schenkt uns Selbstvertrauen

Geborgenheit finden wir auch in regelmäßigen gemeinsamen Mahlzeiten, durch regelmäßiges Vorlesen und anderen Ritualen, bei denen wir uns füreinander Zeit nehmen. Geborgenheit stabilisiert unsere Beziehungen. Alles, was wir früher vielleicht bei unseren Großeltern selbstverständlich bekommen haben, ist noch viel wichtiger, als uns gesellschaftlich bisher bewusst war. Bei meiner Großmutter roch es beispielsweise nach Earl Grey-Tee und wir bekamen Plätzchen oder Schokolinsen. Für mich ist deshalb der Duft von Earl Grey bis heute mit dem Gefühl von Geborgenheit und Sicherheit verbunden. Was für ein wunderbares Gefühl!

Kennst du auch solch einen Geborgenheitsanker aus deiner Vergangenheit? Vielleicht Bilder, Farben, Gerüche, ein Geschmack? Wie wäre es, wenn du dir einfach mal wieder etwas besorgst, was du mit einem alten Gefühl der Verborgenheit verbindest?

06 | LEBEN MIT ALLEN SINNEN – HAUSAPOTHEKE FÜR GEFÜHLE

Je mehr wir all unsere Gefühle in unser Leben hineinlassen können, desto bunter und lebendiger wird es. Denken verläuft gradlinig. Was wir nicht kennen, können wir nicht denken! Unsere Gefühle helfen uns – gewissermaßen als Wegweiser –, in unserer vielfältigen Welt und Umwelt zurechtzukommen. Gefühle machen unser Leben bunt und geben ihm eine lebendige Tiefe.

Gefühle machen unser Leben sinnlich wahrnehmbar und spürbar. Wenn wir fühlen, sind wir berührbar und werden spürbar für andere!

Du kennst das sicherlich: Es ist ein himmelweiter Unterschied, ob uns jemand einen trockenen Vortrag über ein Thema hält, über das er einfach nur etwas recherchiert hat, oder ob uns diese Person durch ihre Worte und Emotionen auf eine Reise zu einem Thema mitnimmt, das sie selbst mit Leidenschaft erfüllt. Erst dann werden die Gefühle auch für die Zuhörer spürbar.

Daher kann es auch sehr lustvoll sein, die Verantwortung für unsere Gefühle zu übernehmen. Der Fokus liegt hierbei nicht allein auf den schwierigen, tragischen oder traurigen Gefühlen, sondern im Besonderen auf der ihnen innewohnenden Wahrheit und Lebendigkeit. Wir können uns nicht für die Traurigkeit verschließen und gleichzeitig für die Freude öffnen. Gefühle wirken nur im Gesamtpaket.

Gefühle sind Ladung

Diese Ladung ist das, was uns immer wieder das Leben schwermacht. Besonders tiefe Gefühle erzeugen eine große emotionale Ladung, die uns als

Konsequenz oft in einem Gedankenkarussell fesselt oder uns sogar krank machen kann. Im Sinne der körpereigenen Biochemie können wir das sehr gut nachvollziehen. Denn wie beschrieben reagiert unser Körper auf jede Art von Ansprache oder Stress gleich. Diese biochemische Ladung entsteht wirklich bei jedem Gefühl – im Positiven, wenn wir zum Beispiel glücklich oder verliebt sind, im Negativen bei Frust und Ärger.

Die Kunst ist es, zu lernen, besser mit unseren verschiedenen Ladungen umzugehen, sodass wir im Fluss des Lebens bleiben!

Wir können genauso über zu viel Glück »stolpern« wie über zu viel Frust. Mit den folgenden Übungen möchte ich dir ein paar erprobte Methoden an die Hand geben, die du auch alleine zu Hause durchführen kannst. Mit diesen Übungen kannst du dich jeder Zeit von einer solchen »Überladung« befreien. Wenn du deine Aufmerksamkeit auf ein Gefühl lenkst, wird es »gesehen«, kann abfließen und du bekommst einen klaren Kopf.

Meistens sieht ein Problem nach einer Entladung schon wieder ganz anders aus. Du fühlst dich weniger handlungsunfähig oder getrieben. So kann sich dein Denken beruhigen und du vermagst plötzlich noch ganz andere Aspekte zu erkennen oder zu verstehen, die dir wichtig sind.

Mit Gefühlen umgehen kann bedeuten, *mit* ihnen zu singen, zu tanzen oder Sport zu machen. Wir können mit unseren Gefühlen – den positiven wie den negativen – spazieren gehen, sie jemandem erzählen, beim Sport innerlich bewegen oder an einem Bahndamm herausschreien.

Vielleicht ist es erst mal unangenehm, vor allem bei negativen Gefühlen, aber das Mehr an Lebendigkeit und Reife, das durch den bewussten Umgang mit Gefühlen in uns wachsen kann, ist in seiner Tragweite nicht zu unterschätzen.

Und was ist mit deinen positiven Gefühlen? Kannst du dir dein ganzes Glück erlauben? Darfst du deine Liebe, dein Glück, deinen Erfolg mit deinem ganzen Körper spüren? Kannst du dir erlauben, sie vollkommen in deine Seele sinken zu lassen, dich davon stärken zu lassen für den nächsten Schritt? Auch hier können unsere Gefühle zu einer großen Kraft werden, uns beflügeln und Kraft geben. So vielschichtig wie Körper, Seele und Immunsystem verflochten sind, so vielschichtig ist auch unser Erleben. Wir haben alle Möglichkeiten. Wir haben die Wahl!

Theoretisch können wir uns immer wieder neu entscheiden. Unser Gehirn und unsere biochemischen Prozesse sind unendlich flexibel. Selbst wenn wir noch nie in unserem Leben richtig bewusst geatmet, gefühlt oder unseren Herzschlag gespürt hätten, könnten wir in jedem Moment sofort damit anfangen und auf diese Weise neue Wege gehen. Je öfter wir das tun, desto größer und stärker werden die eingeschlagenen Pfade, während die alten langsam aber sicher verblassen.

Die PNI hat in ihren Studien herausgefunden, dass durch Psychotherapie, die mit Selbstreflexion und neuen Erkenntnissen einhergeht, das Gehirn tatsächlich »umgebaut« wird. Probanden, die an einer Psychotherapie von 12 Wochen teilnahmen, wurde regelmäßig Blut abgenommen. Auffällig war, dass die Werte für ein bestimmtes Protein, welches zur Bildung von Gehirnzellen gebraucht wird, deutlich angestiegen waren. Im Klartext heißt das: Eine Psychotherapie verändert nicht nur unsere Gefühle und unsere Wahrnehmung, sondern kann selbst ganze Gehirnregionen konkret umbauen. Ich bin davon überzeugt, dass das auch passiert, wenn wir uns im Kleinen jeden Tag positiv mit unseren Gefühlen auseinandersetzen.

Durch Meditation oder unseren Lebensstil können wir unsere Gesundheit und die Biochemie ganz aktiv positiv beeinflussen. Gewohnheiten verfestigen sich nach einer Weile, gute ebenso wie schlechte. Daher braucht es auch bei den guten Gewohnheiten bzw. bei der Veränderung von Gewohnheiten Zeit und regelmäßige Übung für eine Neuausrichtung.

Nehmen wir als Beispiel das Rauchen. Wenn wir über Jahre hinweg mehrmals täglich »üben«, zu rauchen, müssen wir zum Aufhören ebenfalls mehrmals täglich »üben«, nicht zu rauchen! In der Regel brauchen wir drei Monate konsequenten Verhaltens, um eine Gewohnheit langfristig zu ändern.

Das Nicht-Fühlen und Nicht-Ausdrücken von Gefühlen macht krank

Nicht nur das Unterdrücken von Gefühlen führt zu Krankheiten, sondern auch das Nicht-Ausdrücken von Gefühlen. In verschiedenen Studien mit Kontrollgruppen wurde festgestellt, dass ein aktiver Umgang mit Gefühlen, z. B. mit anderen Menschen darüber zu sprechen, deutlich die Wundheilung bei den Probanden förderte.

In Studien mit Krebspatienten wurde beobachtet, dass die Patienten, denen es gelang, sich mit all ihren durchaus auch widersprüchlichen Gefühlen auseinanderzusetzen, wie der Angst zu sterben, oder gleichzeitig auch der Wut über die Erkrankung, schneller gesund wurden und vor allem seltener Rückfälle bekamen.

Wie gehst du bislang mit deinen Gefühlen um?

Die meisten Menschen bauen Stress, Ärger oder Frust ab, indem sie darüber reden. Das ist die einfachste und schnellste Methode. Daran sieht man auch, wie wichtig wir Menschen füreinander sind!

Ich kenne viele Menschen, mich eingeschlossen, die im Auto singen. Das ist eine beliebte Methode, um Stress abzubauen und Gefühle zu verarbeiten. Laute Musik hören und singen und tanzen beim Aufräumen machen ebenfalls Spaß und helfen, Gefühle wieder zum Fließen zu bringen.

Sport ist natürlich ebenfalls sehr effektiv, um mit Gefühlen klarzukommen. Für einen bewussten Umgang mit Gefühlen ist es aber sehr wichtig, *mit* den Gefühlen Sport zu machen. Laufe oder trainiere *mit* deinem Frust, *mit* deiner Wut, deiner Trauer. Lauf deinen Gefühlen nicht davon!

Im Gegensatz zu einer weit verbreiteten Annahme bzw. gesellschaftlichen Angst werden Gefühle durch das Fühlen nicht automatisch stärker oder unbeherrschbar, sondern sie können abfließen. Dadurch öffnet sich der Raum dahinter und der eigentliche Grund, die Verletzung oder Enttäuschung können sichtbar werden.

Dieses Kapitel ist dazu da, dass du im ersten Schritt mit der Ladung der Wut oder Enttäuschung, einen konstruktiven Umgang finden kannst, damit du im nächsten Schritt Klarheit und Sicherheit wiederfinden kannst.

Ich möchte an dieser Stelle ein bewegendes Beispiel aus meinem Leben wiedergeben:

In der Zeit meiner Ausbildung in der Körperpsychotherapie erlebte ich eine private Trennung. Und obwohl die Beziehung gar nicht so lange gedauert hatte, überkamen mich in einem Moment plötzlich eine schier unendliche Trauer und ein überwältigendes Verlassenheitsgefühl.

Das Gefühl war sehr intensiv und passte von meinem objektiven Eindruck in der Stärke und Tiefe eigentlich nicht zu dem Geschehenen. Aber da ich ja gerade mitten in der Ausbildung war, in der wir uns sehr viel mit dem bewussten Umgang mit Gefühlen auseinandersetzten, sagte ich mir: »Ich lasse mich jetzt einfach vollkommen darauf ein.« Ich lag also auf meinem Teppich und erlaubte dem Gefühl, so wie ich es gelernt hatte, sich in meinem ganzen Körper auszubreiten. Es fühlte sich furchtbar an und tatsächlich in dem Moment geradezu überwältigend. Aber dann, ganz plötzlich hörte es einfach auf und kam nie wieder! Das war's! Die ganze Situation hat vielleicht zwei Minuten gedauert. Ich war perplex, denn das Gefühl erschien mir in dem Moment so real und so unendlich! Aber indem ich mich voll und ganz auf dieses Gefühl eingelassen habe, konnte es abfließen.

Das Wichtige an dieser Stelle: Es geht darum, wirklich das Gefühl zu fühlen. Dort wo es im Körper sitzt. Und sich nicht in der Geschichte zu verlieren, die unser Geist meistens noch drumherum spinnt.

Deswegen möchte ich dir hier eine Hausapotheke, eine Art Erste-Hilfe-Koffer für Gefühle an die Hand geben, um im Alltag leichter damit umzugehen.

Mit Gefühlen umgehen bedeutet für mich, den Gefühlen einen sicheren Raum zu geben. Damit meine ich, dir ganz bewusst Zeit zu nehmen und einen Ort zu suchen, an dem du ungestört bist und dich sicher fühlst. Die Kunst besteht darin, erst mal deine Gefühle fühlen und ausdrücken zu dürfen, ohne dich oder jemand anderen zu verletzen.

Mit Gefühlen laufen

Egal ob im Wald oder im Fitnessstudio, wenn du voller Gefühle bist, ist es gut, sie in deine Bewegung zu integrieren, anstatt krampfhaft zu probieren, sie loszuwerden bzw. davor wegzulaufen.

Wie geht das?

Als Erstes nimm dir Zeit, sehr genau und fein in das hineinzuspüren, was dich gerade innerlich bewegt. Ist es Trauer, Wut oder Enttäuschung? Bist du erst einmal von einer Situation überfordert und weißt noch gar nicht, worum es genau geht, oder treiben dich Zweifel um? Hast du ein schlechtes Gefühl im Bauch, empfindest du Unruhe oder kannst nicht abschalten?

Egal ob du es jetzt schon benennen kannst oder nicht, geh *mit* dem Gefühl, welches da ist, ohne es zu bewerten oder zu verändern! Erlaube es dir auch, erst mal »nicht zu wissen«, was los ist!

Nimm dich so, wie du jetzt gerade bist!

Die wandelnde Kraft entsteht dadurch, dass du dich darauf einlässt, was IST, und du für einen Moment deine Kontrolle etwas loslässt. Indem du dir das erlaubst, können deine Gefühle aufsteigen.

Erlaube dir hier in dem sicheren Raum des Waldes, oder wo immer du bist, auch die für dich zunächst vielleicht absurden Gefühle zu fühlen. In dem du sie fühlen darfst, verschwindet zuerst der permanente, energieraubende innere Druck, sie in Schach halten zu müssen.

Übung 16: Mit Gefühlen laufen

Nimm dir Zeit, zu erspüren, wie es dir gerade jetzt in diesem Moment geht.
Erlaube dem Gefühl, das dich belastet, bei jedem Schritt, den du gehst, dabei zu sein.
Bei Wut oder Empörung kannst du bei jedem Schritt fest auftreten und dabei denken und fühlen: »So nicht!« oder »Nicht mit mir!«
Wenn du mit deiner Trauer läufst, erlaube dem Schmerz aufzusteigen, in dein Bewusstsein zu kommen und dich zu begleiten.
Durch das bewusste Fühlen entsteht ein sicherer Raum, in dem jedes Gefühl erst einmal sein darf.
Laufe bewusst mit der Wut, so kannst du sie auf sichere Weise ausdrücken, ohne dich oder jemand anderen zu verletzen.
Bleibe für etwa 20–30 Minuten in dieser Übung. So kann die Ladung abgebaut werden und die Stresshormone fließen ab.

WALDSPAZIERGANG

Der Wald ist ein ganz besonderer Ort. Er bietet uns in unserer lärmenden Welt Ruhe und Abgeschiedenheit. Im Sinne der Archetypenlehre nach C. G. Jung steht der Wald symbolisch für das Unbewusste. Er ist ein Ort, in dem wir uns bewusst mit unserem Unbewussten treffen können.

Das lebendige Grün, der Wind in den Blättern, die sanfte Ruhe und die heilige Unendlichkeit, die wir im Wald spüren, verbinden uns mit unserem eigenen seelischen Urgrund. Ebenso wie das Meer ein Symbol der Weite unserer Seelenlandschaft darstellt, ist auch der Wald für unsere Seele ein magischer Ort der Erkenntnis und Verbundenheit. Nicht umsonst wird der Wald in vielen Kulturen und Religionen als heilig verehrt.

Waldbaden als Therapie

In Japan wurde das Waldbaden in den vergangenen Jahren sogar als wichtige Therapieform etabliert. Forscher haben festgestellt, dass allein der Anblick des Waldes unser biochemisches System entspannt und Stresshormone abbaut. Schon bei einem zehnminütigen Spaziergang ist dieser Effekt zu beobachten. Der Blutdruck sinkt und das Gedankenkarussell beruhigt sich. Durch die Stille und die sanften Geräusche im Wald werden Augen und Ohren entlastet und die gute Luft reinigt unsere Lungen. Der japanische Arzt Dr. Li vom Institut für Hygiene und Öffentliche Gesundheit stellte fest, dass Spazierengehen im Wald neben den stresslösenden und entspannenden Effekten auch ganz besonders das Immunsystem stärkt.

Durch die zahlreichen Bäume und Pflanzen, die im Wald und Waldboden leben, werden sowohl ätherische Öle als auch Phytonzide freigesetzt. Diese Botenstoffe schützen in ihrer Hauptfunktion die Pflanzen vor Bakterien und Insekten. Dr. Li beobachtete, dass sie beim Einatmen auch auf Menschen eine stärkende Wirkung ausüben.

Er konnte nachweisen, dass bei seinen Probanden die Anzahl der wertvollen Killerzellen des Immunsystems schlagartig zunahmen, wenn diese sich regelmäßig im Wald aufhielten. Am ersten Tag um 26 Prozent, am zweiten Tag schon um bis zu 50 Prozent. Deshalb gilt in Japan das Waldbaden als wichtige begleitende Komplementär-Therapie bei Krebs.

Im Wald ist für jedes Gefühl Platz

Der Wald ist nicht nur ein Ort der Erholung und Entspannung. Er ist wirklich so etwas wie ein Spiegel deiner Seele. Manchmal verstricken wir uns im Dickicht, bis wir aufschauen und einen ganz neuen Weg entdecken. Manchmal schenkt uns der Wald auch eine starke Schulter in Gestalt eines Baums, zum Anlehnen und Innehalten. Du kannst dein Gefühl oder Problem durchschreiten, es in Bewegung bringen und dich gleichzeitig mit deiner Intuition verbinden. Du kannst dich auf den Waldboden legen und dich ganz bewusst von der Erde tragen lassen. Wie fühlt sich das an?

Ein Waldspaziergang ist auf jeden Fall immer erholsam und hilft unserer Seele, zu entspannen. Es ist eine Möglichkeit, die dir jederzeit zur Verfügung steht und insbesondere in Verbindung mit deiner Atmung zu einer sehr starken Kraftquelle werden kann.

Wenn du dich dabei mit einem bestimmten Thema noch tiefer beschäftigen möchtest, kannst du mit folgendem Ritual deine Erfahrungen, Erlebnisse und Heilungsprozesse intensivieren:

Übung 17: Schwellengang

Leg dich auf ein bestimmtes Thema oder eine Frage fest, bevor du losgehst.
Dann definiere für dich eine Schwelle. Die Schwelle kann der Anfang vom Waldweg sein, ein bestimmter Baum oder du ziehst dir mit dem Schuh eine Linie auf dem Weg. Bevor du diese Schwelle übertrittst, konzentriere dich auf deine Frage.
Dann gehe los und folge deinen inneren Impulsen:
Lass dich von deinem Inneren leiten. Wo zieht es dich heute hin? Zum rechten oder linken Weg?
Wer oder was begegnet dir? Tiere, besondere Pflanzen, auffällige Steine oder Menschen?
Was liegt auf deinem Weg? Vielleicht Federn, abgebrochene Äste oder Eisstücke aus gefrorenen Pfützen?
Findest du deinen Weg? Traust du dich, einmal woanders entlang zu gehen?
Vielleicht gibt es einen bestimmten Ort, einen Baumstumpf oder einen Baum, der dich anzieht, an dem du dein Gefühl noch einmal richtig hochkommen lassen kannst?
Welche negativen Gefühle und Probleme oder Sorgen entstehen in dir?
Was macht das mit dir und mit deinem Körper?
Was kannst du von dem Problem lernen, wozu zwingt es dich vielleicht?
Lass dich atmen und folge deinen inneren Impulsen!
Nimm dir so viel Zeit, wie du brauchst.
Lass dich von deinem Inneren führen.
Du wirst irgendwann spüren, dass die Zeit um ist. Alles ist gedacht, alles ist gefühlt!
Gehe nun zurück über deine Schwelle und schreib dir die wichtigsten Begegnungen, Erlebnisse, Gefühle und Erkenntnisse auf. Am besten an Ort und Stelle.
Wenn du wieder zu Hause bist: Lies dir deine Notizen noch einmal durch. Fällt dir etwas auf?
Manche Zusammenhänge erkennen wir erst auf den zweiten Blick!
Schreibe alles auf und bewahre den Schatz deiner Erkenntnisse an einem sicheren Ort auf.

Besonders Trauer ist ein Gefühl, das sich extrem dadurch verwandelt und erleichtert, dass wir sie wirklich bewusst spüren. Um einen Verlust oder einen Abschied zu verarbeiten, solltest du dir unbedingt diese Zeit nehmen. Es lohnt sich!

Indem du dich mit dem Verlust beschäftigst, entsteht auch eine Würdigung dessen, was du durch den Menschen oder die Situation erhalten hast. Wenn etwas oder jemand aus unserem Leben scheidet, geht es nicht nur um das, was verloren geht, sondern eigentlich im Besonderen um das, was wir durch diesen Menschen geschenkt bekommen haben, was wir mit ihm geteilt und gemeinsam erlebt haben. Wir lassen los und bleiben mit dem »Erbe« in Form von Erinnerungen dankbar zurück. Auf die Weise können wir uns sogar reich beschenkt fühlen und frohen Mutes dem nächsten Lebensabschnitt zuwenden. Die Trauer um das, was wir gehen lassen müssen, wird begleitet von der Freude um das, was bleibt.

Trauer ist das Band, das nach dem Abschied die Herzen verbindet und für Erlösung sorgen kann. In der Therapiemethode der Familienaufstellung nach Bert Hellinger heißt es: »In der Trauer bleiben wir verbunden!« Und so empfinde ich es auch. Durch die Trauer kann Abschied genommen werden und die Verbindung kann sich verwandeln. Wir lassen einerseits los und bleiben gleichzeitig mit dem seelischen »Erbe« in Form von Erinnerungen, Erfahrungen und Erlebnissen dankbar zurück.

Darüber hinaus ist das Trauern ein wichtiger Prozess, in dem auch scheinbar »unpassende« Gefühle wie Ärger, Enttäuschung oder Erleichterung ihren Platz haben dürfen. Nicht jeder Mensch hat uns liebevoll behandelt. Wenn beispielsweise Menschen von uns gehen, die uns seelisch oder körperlich misshandelt haben, darfst du dir genauso alle Gefühle erlauben. Du kannst dir dann auch besonders solche widerstreitenden oder tabuisierten Gefühle wie eine echte, tiefe Erleichterung von der Seele schreiben oder endlich noch einmal abschließend die Vorwürfe und Schuldzuweisungen erheben, die schon längst hätten ausgesprochen werden müssen (siehe dazu unten die Übung »Die erlösende Kraft des Schreibens«).

Musik hilft beim Trauern

Musik ist für viele Menschen eine große Hilfe, weswegen ich das Thema hier auch gerne aufgreife. Musik hat die unglaubliche Macht, uns auf allen Ebenen unserer Seele zu berühren. Sie macht uns wach, schenkt uns unbändige Lebensfreude oder begleitet uns in das Tal unserer Tränen. Musik unterstützt uns in der Trauer besonders gut. Such dir eine Musik, die dich berührt. Ist es eher klassische Musik oder eine gefühlvolle Ballade? Sind es Musikstücke, die dich mit der Person oder den Lebensumständen verbinden? Besonders wenn es dir schwerfällt, mit deiner Trauer umzugehen, kann dir Musik eine gute Unterstützung sein.

Es ist wie bei allen anderen Gefühlen: Erst wenn wir die Ladung der Trauer erlöst haben, wenn sie wirklich gefühlt ist, können andere, neue Gefühle und Bilder auftauchen. Vielleicht spürst du nach der scheinbar bodenlosen Trauer plötzlich ein Gefühl von Ärger aufkommen oder tiefe Liebe. Vielleicht muss eine Enttäuschung oder ein Missverständnis noch aufgearbeitet werden. Dann nimm dir die Zeit und schreibe am besten alles auf. Spüre, was danach passiert? Kannst du jetzt besser loslassen oder ist immer noch eine andere alte Rechnung offen? Fragen, Zweifel, Verletzungen?

Unliebsame Gefühle gehören auch dazu

Ich empfehle dringend, alle alten Rechnungen miteinzubeziehen, denn dann fällt es dir bedeutend leichter, den Menschen in Frieden gehen zu lassen. Es ist mir bewusst, dass das nicht immer einfach ist und der Prozess des Trauerns seine eigene Zeit und seine eigenen Gesetze hat. Trotzdem möchte ich dich ermutigen, immer wieder die gewohnten Grenzen deiner »guten« Erziehung im Sinne deiner Genesung zu überschreiten.

Praxisbeispiel: Eine Patientin, die ihren Mann sehr früh verloren hatte, kam fast fünf Jahre nach seinem Tod mit einer nicht abklingen wollenden Lungenentzündung zu mir. Sie war schon länger bei einem Lungenfacharzt in ärztlicher Behandlung, der ihr lungenspezifische Antibiotika verschrieben hatte. Trotzdem flammte die Lungenentzündung immer wieder auf. Eine Lungenentzündung ist sehr gefährlich. Die Funktion der Lunge als Atemorgan, das uns mit Luft versorgt, ist existenziell. So trägt diese Erkrankung immer die Frage von Leben und Tod in sich.

Im Gespräch stellte sich heraus, dass sie sich um bestimmte Ereignisse aus ihrer Ehe bis heute nicht gekümmert hatte. Als sie nun zum Todestag ihres Mannes an sein Grab kam, lag da bereits eine rote Rose auf seinem Grab. Dadurch brach ein altes Thema in ihrem Inneren wieder auf. Es gab eine Zeit, in der ihr Mann sie betrogen hatte. In ihrem großen Schmerz um den Verlust hatte sie sich nie mit ihrer Wut und ihrer tiefen Enttäuschung darüber auseinandergesetzt, denn der Schmerz war einfach zu groß gewesen. Nun, fünf Jahre später, war endlich der richtige Zeitpunkt, um darüber zu sprechen. Natürlich war es überaus schmerzhaft, sich mit der ganzen Wut und all dem Misstrauen auseinanderzusetzen, die sie damals gespürt hatte und seitdem in sich trug.

Sie erzählte von der Unsicherheit und ihrem Ärger und obgleich es ihr äußerst unangenehm war, »schlecht über einen Toten zu sprechen«, brachte es doch eine große Erleichterung mit sich, das ganze Thema einmal ganz ehrlich und schonungslos aussprechen zu dürfen.

Denn das ist der Kern: Es geht gar nicht darum, schlecht über jemanden zu sprechen, sondern darum, einen Raum zu schaffen, in dem man über seine eigenen Gefühle sprechen kann. Im nächsten Schritt schrieb sie ihrem verstorbenen Mann mehrere lange Briefe, in denen sie ihm ganz ehrlich über ihre Gefühle und Verletzungen berichtete. Im Zuge dieser Auseinandersetzung verlor die Lungenentzündung zusehends an Dramatik. Abschließend arbeiteten wir noch intensiv an ihren Grenzen und Werten, sodass sie gestärkt und geklärt in ihr Arbeitsleben zurückkehren konnte.

Die Lungenentzündung war ein Hinweis darauf, dass sie sich immer wieder zu viel gefallen ließ. Durch den inneren Heilungsprozess wurden ihr verschiedene ungesunde Gewohnheiten bewusst. Die Gefühle waren ein wichtiger Wegweiser für sie, und so ging sie geläutert und seelisch gereift aus der schweren Krankheit hervor. Durch die verstärkte Kenntnis ihrer eigenen Grenzen, die sie nun mit aller Freundlichkeit und Klarheit ziehen konnte, strahlte sie darüber hinaus ein gestärktes Selbstbewusstsein aus, das sich auch automatisch positiv auf die Zusammenarbeit im Team auswirkte. Dies ist nur eines von vielen Beispielen, wie der bewusste Umgang mit schmerzhaften Gefühlen am Ende für eine intensive Heilung und Reifung gesorgt hat.

Arbeit mit inneren Bildern

Durch das neue Verständnis der inneren Zusammenhänge der PNI können wir viel besser verstehen, warum und wie unsere inneren Bilder beziehungsweise alten Überzeugungen auf unser Leben und Lieben wirken. Wir wissen ja mittlerweile, dass unser biochemisches System auf innere wie äußere Ereignisse mit der gleichen Aktivierungskaskade reagiert. Somit prägen unsere inneren Bilder und Überzeugungen unser Leben in gleichem Maße wie unsere Erlebnisse. Hierbei gilt: Je stärker ein Erlebnis, eine Vision oder ein inneres Bild emotional aufgeladen ist, desto stärker wirkt es auf unser System.

Deshalb gab es früher in verschiedenen Kulturen auch das Ritual der Visionssuche. Die Teilnehmer kamen gestärkt aus den Ritualen hervor, weil sie nicht nur eine Idee im Kopf hatten, sondern vor allem ein starkes inneres Gefühl oder Bild, was sie führte und wie ein Stern den Weg wies.

Auch hier möchte ich es noch einmal betonen: Denken ist nicht fühlen! Sehr oft denken wir, dass wir etwas fühlen – dabei sind wir eigentlich doch nur in unserem Kopf in Gedanken unterwegs und hängen einer fixen Idee nach. Wir alle sind in der Lage, sehr vieles zu denken. Wir können uns den ganzen Tag damit beschäftigen und uns damit sogar vom Eigentlichen ablenken.

Ein inneres Bild, das uns trägt, wird erst durch ein klares Gefühl zu einer Kraft. Viele Tagträume entspringen dieser Kombination von Denken und Fühlen. Gleiches gilt für Fantasien und vorweggenommene Annahmen und Wünsche. In der Therapie können innere Bilder durch achtsame Atem- und Körperarbeit oder durch Familien- oder Symptomaufstellungen ins Bewusstsein kommen.

Einerseits sind innere Bilder ein Ausdruck dessen, was wir fühlen. Andererseits können wir innere Bilder bewusst nutzen, um bestimmte (Selbstheilungs-)Kräfte in unserer Seele zu mobilisieren. In der modernen Krebstherapie wird dieses Wissen schon seit vielen Jahren zum Wohl der Patienten genutzt: Therapeuten entwickeln mit ihren Patienten ganz individuelle Bilder, in denen sie die Krebszellen z.B. mit Kampfrobotern aus Filmen wie »Star Trek« oder mit kraftvollen Kriegern eines Indianerstamms entgegentreten. Das Entscheidende ist hierbei, dass das Bild dem Patienten Kraft gibt! Aus welchem bildlichen Zusammenhang es kommt, ist ganz individuell.

Innere Bilder und Symptome

Innere Bilder sind eine Brücke zu unserer Seele und insbesondere zu unseren Selbstheilungskräften. Um sie besser empfangen zu können, ist es hilfreich, sich mithilfe der Atmung zu entspannen und einen kleinen Schritt aus dem Alltagsbewusstsein zurückzutreten.

Bilder und Visionen können sich auf ganz verschiedene Weisen zeigen. Manche Menschen »sehen« tatsächlich Bilder, andere haben ein starkes Gefühl, manche Menschen hören innere Bilder und einige Menschen erleben eher Ahnungen und Anflüge von etwas, ohne klare Bilder zu sehen.

Das Gefühl leitet uns

In meiner Arbeit nutze ich ganz gezielt innere Bilder, um zunächst das Symptom besser zu verstehen. Dazu atmen wir bewusst und ohne eine bestimmte Vorstellung in das Symptom hinein.

Wir folgen dem Gefühl, dem Schmerz oder der Trauer in den Körper. Durch die Verbindung mit dem Gefühl entsteht ein Bild oder ein Gespür für das Symptom.

Praxisbeispiel: Das Symptom kann sich als dunkle Kugel zeigen, die sich wie ein starres Hindernis im Körper oder wie eine schwere Last auf den Schultern oder der Bauchdecke anfühlt. Mit dem Bild taucht gleichzeitig ein Gefühl auf, beispielsweise Ohnmacht, Erschöpfung oder Unruhe. Wenn wir dann ganz bewusst in die Unruhe hineinatmen, verändert sie sich vielleicht und ein neues Bild taucht auf. Bei einer Patientin mit Schulter-Nacken-Syndrom zeigte sich plötzlich ganz viel Kraft, die sie in ihrem Durchhalten spürte. Dadurch tauchte ein weiteres Gefühl auf: Sie *musste* etwas ertragen und durfte *nicht schwach werden!* In diesem Moment konnte sie den ganzen Druck spüren, der seit vielen, vielen Jahren in ihren Schultern steckte. Sie überforderte sich regelmäßig, weil sie sich im Tragen und Aushalten stark fühlte, das war ihr Muster.

Es ist im Sinne der Schemata und Muster sehr interessant, welche Bilder wir verinnerlicht haben. Sie geben uns Aufschluss über unsere manchmal auch für uns selbst unverständlichen Verhaltensweisen. Im Verstehen liegt bereits das Loslassen. Abgesehen von den Schmerzen oder einer Blockade haben unsere Symptome, einer seelischen Logik folgend, stets auch eine wichtige Funktion. Die Beschwerden fokussieren beispielsweise unsere Aufmerksamkeit auf uns selbst, weil wir zu viel im Außen sind. Oder sie beschützen uns vor bestimmten Gefühlen oder Ereignissen, indem sie unsere Wahrnehmungsfähigkeit runterdimmen.

Praxisbeispiel: Nebenhöhlenentzündungen können einen seelischen Schutzwall aus Benommenheit und Kopfschmerzen bilden. Bei einem Patienten zeigte sich dieses Phänomen in einer Nebenhöhlenproblematik. Im Prozess des Hineinspürens in die Schmerzen in seinen Nasennebenhöhlen fühlte er plötzlich eine unglaublich tiefe seelische Verwirrung. Ziehende, reißende Schmerzen tauchten auf, die ein Gefühl von Verwirrung und Haltlosigkeit erzeugten. Seine Mutter war psychisch krank gewesen und verhielt sich immer wieder emotional unkontrolliert und zusammenhangslos. Mal war sie aggressiv, dann plötzlich übermäßig anhänglich. Die Gefühle von Unsicherheit, Verwirrung und Bedrohung, die er erlebt hatte, wurden unbewusst in seinen Nebenhöhlen eingelagert und blieben sogar ihm selbst bis zu diesem Moment verborgen. Als die Verwirrung ans Tageslicht kam, spürte er starke Schmerzen. Er spürte seine kindliche Verlorenheit und Verwirrung, die allerdings damals im ganzen Wahnsinn der Situation gar keinen Platz gefunden hatte. Er konnte sich niemandem anvertrauen, da die Situation für keines seiner Familienmitglieder leicht war. Das ist ein Paradebeispiel dafür, wie diese Gefühle von Verwirrung und starker Unsicherheit tatsächlich in den Nebenhöhlen versteckt bzw. zwischengelagert wurden, um in einem gefährlichen Umfeld lebens- und funktionstüchtig zu bleiben. So bildeten die Nebenhöhlenentzündungen eine Art seelischen Schutzwall aus Benommenheit und Kopfschmerzen, die seine Wahrnehmung dämmten.

WAHRnehmen und das Spürbewusstsein stärken

Die Arbeit mit inneren Bildern stärkt auf besondere Weise unser Spürbewusstsein und den Kontakt mit unseren Selbstheilungskräften. Sie führt uns an eine seelische Schnittstelle, an der wir plötzlich tiefe Einblicke in unsere Gefühlswelt und Bedürfnisse erlangen können.

Diese Erkenntnisse wirken wandelnd, weil wir sie in dem Moment ganz konkret wahrnehmen und spüren können. Eine gefühlte Not oder Einsamkeit kann dir den Mut geben, dich in Zukunft anders zu verhalten.

In diesen Momenten erlebe ich viele Menschen tief berührt von ihren inneren Fehlannahmen beziehungsweise Missverständnissen über sich selbst und das Leben. Es kann im wahrsten Sinne des Wortes ein tiefes »Mitleid mit dir selbst« oder eine tiefe Selbsterkenntnis entstehen. Wenn du plötzlich bewusst spüren kannst, wie du dich normalerweise selbst behandelst, wie du über deine Grenzen gehst, warum du dich nicht entspannen kannst oder dich von deinen eigenen, tiefsten Wünsche abgeschnitten hast.

Den transformierenden Aspekt des Wahrnehmens möchte ich dir mit der folgenden Meditation näherbringen.

Übung 18: Spürbewusstsein stärken

Setze dich an einen gemütlichen Ort, an dem du ungestört bist. Setzt dich aufrecht und bequem hin und lehne dich an. Du kannst deine Arme bequem auf die Stuhllehne legen oder auf deine Oberschenkel.

Nun richte deine Aufmerksamkeit auf deinen Körper und auf deine Atmung.
Spür die Kontaktflächen, mit denen du auf dem Stuhl und auf der Erde in Berührung bist.

Vergegenwärtige dir, wie deine Füße auf dem Boden stehen, auf der guten Mutter Erde.
Mach dir dieses Gefühl für einen Moment ganz bewusst.

Stehen deine Füße ganz entspannt und gut geerdet auf dem Boden, mit einem stabilen Kontakt, oder sitzt du mit angespannten Füßen da und berührst den Boden nur mit Zehenspitzen?

Dann stell deine Füße ganz auf, spür den Boden unter deinen Füßen, vertrau dich der Erde an und lass dich tragen!

Um das Gefühl zu verstärken, atme bewusst – durch deine Füße – 5-mal ein und aus.

Nun erweitere deine Aufmerksamkeit in deine Beine. Wie fühlen sie sich an?
Schwer, leicht, müde, angespannt oder ganz stabil auf deinen gut geerdeten Füßen? Mach dir mithilfe deines Spürbewusstseins ein genaues inneres Bild, wie ein inneres Foto.

Wo spürst du Spannung und wo nicht? Wo spürst du Schwere und wo nicht? Tauchen Bilder aus deiner Vergangenheit auf, warum ist das so?

Nimm dir 5 Atemzüge Zeit für deine Beine.

Jetzt erweitere deine Wahrnehmung auf dein Becken. Wie fühlt es sich heute an?
Kannst du es überhaupt wahrnehmen? Fühlt es sich kalt oder warm an, angespannt oder stabil?

Ist es ein Ort von Stabilität und Kraft oder ist es verboten, es zu spüren?

Oder ist es ein Ort von Schmerzen oder sogar Ekel? Welche Bilder tauchen auf?

Oder fühlst du es normalerweise gar nicht? Was hast du über dein Becken gelernt?

Nimm dir 5 Atemzüge Zeit für dein Becken.

Nun schicke deine Aufmerksamkeit in deinen Rücken. Wie geht es ihm heute?
Wie viel hat er heute schon ertragen und getragen? Wo fühlst du Spannungen und wo nicht? Lehne dich jetzt ganz bewusst an und spüre, wie sich das anfühlt.

Kannst du loslassen? Wie fühlt es sich an, sich mal anzulehnen? Wie oft am Tag tust du das, kennst du das Gefühl?

Wer oder was stärkt dir deinen Rücken? Welcher innere Antreiber steht in deinem Rücken und scheucht dich voran?

Nimm dir 5 Atemzüge Zeit, um deinen Rücken zu spüren.

Dann erweitere deine Wahrnehmung auf deinen Bauch. Wie fühlt er sich heute an?

Weich, hart, angespannt, voll oder leer, dick und geschwollen oder schlank?

Kann dein Bauch sich auf deinen Rücken verlassen und umgekehrt?

Liegt dir etwas quer oder ist alles leicht und frei und im Fluss? Ist dein Bauch ein Ort des Genusses oder hast du oft Schmerzen und fühlst dich unwohl, wenn er zu dick ist? Welche Gefühle und Bilder tauchen auf, wenn du dich deinem Bauch zu wendest?

Nimm dir 5 Atemzüge Zeit für deinen Bauch.

Als Nächstes spüre in deinen Brustkorb. Wie fühlt er sich heute an?

Weit, eng, wie tief ist deine Atmung, flach, mittel oder ganz selbstverständlich tief und fließend?

Wie viel Raum kannst du dir in deinem Brustkorb nehmen?

Liegt dir etwas auf der Seele, erschwert etwas deine freie Atmung? Lastet ein Druck auf deinem Brustkorb, eine innere Anspannung oder das Gefühl, dich anpassen zu müssen? Wer oder was beengt deine innere Freiheit, deine wahre Größe, deine Ausdehnung?

Atme 5 Atemzüge ganz bewusst und tief.

Dann lenke deine Aufmerksamkeit auf deine Schultern und deinen Nacken. Wie fühlen sie sich an?

Sitzt dir der Tag noch in Schultern und Nacken oder die letzten Wochen, Monate, Jahre? Fühlen sie sich angenehm entspannt an oder fest und schmerzhaft, vielleicht sogar schief? Tun dir die gleichen Stellen weh wie immer oder andere Bereiche? Wer oder was sitzt dir im Nacken? Angst zu versagen, die Zukunft oder etwas aus der Vergangenheit?

Für wen stehst du stramm? Tauchen Bilder zu einer bestimmten Situation auf?

Nimm dir 5 Atemzüge Zeit für deinen fleißigen Schulter-Nacken-Gürtel.

Nun konzentriere dich auf deinen Kopf. Wie fühlt er sich heute an?

Spür deine Kopfhaut. Ist sie angespannt oder nimmst du sie gar nicht wahr?

Spür ganz bewusst deine Augen. Wie geht es ihnen, wie viel haben sie heute schon für dich gesehen, am Computer gearbeitet oder in die Welt geschaut?

Was würden sie dir erzählen, wenn sie mit dir sprechen könnten?

Was war heute besonders schön anzusehen und was nicht?

Was war zu viel? Wie fühlen sich deine Augen an, wenn es ihnen zu viel wird?

Lass dich atmen und nimm dir 5 Atemzüge Zeit für deine Kopfhaut und für deine Augen.

Als Nächstes wende dich deiner Nase zu und deinen Nebenhöhlen?

Sind sie frei, kannst du gut durchatmen oder ist die Nase verstopft? Sind deine Nebenhöhlen aktiv und es läuft ständig etwas in deinem Rachen herab, was dich zum Husten bringt?

Welche Situationen und Gefühle verbindest du mit deiner Nase und den Nebenhöhlen?

Atme 5 Atemzüge ganz bewusst durch deine Nase.

Jetzt erweitere deine Wahrnehmung auf deinen Mund und deine Kiefer?

Wie fühlt sich dein Mund an, sind deine Zähne gesund, liegt deine Zunge entspannt in deinem Unterkiefer?

Achte genau auf alle deine Empfindungen rund um deinen Mund und deine Kiefer. Spürst du Spannungen, Schmerzen oder Enge? Ist dein Unterkiefer entspannt oder immer in Habachtstellung? Wie ist es um deine Zahnpflege bestellt?

Pflegst du deine Zähne zuverlässig und gründlich oder lässt du es hin und wieder schleifen?

Wie ist dein Verhältnis zu deinen Gefühlen von Wut? Kannst du sie ausdrücken, dich damit zumuten? Oder hältst du diese Gefühle immer schön brav zurück?

Nimm dir 5 Atemzüge Zeit für deinen Mund und Kiefer und die Gefühle, die du damit verbindest.

Nun erweitere deine Wahrnehmung auf deine Arme. Wie fühlen sie sich heute an?

Sind sie warm oder kalt, fühlen sie sich entspannt an oder fest und schmerzen?

Wie fühlt sich der Übergang von den Schultern zu den Oberarmen an?

Wie viel Spannung kannst du hier wahrnehmen?

Wie fühlen sich deine Ellenbogen an, der Übergang von den Ober- zu den Unterarmen, sind sie frei und beweglich oder angespannt und fest? Dann frage dich, was hältst du krampfhaft fest? Welcher Verlust oder welches Gefühl erzeugen diese Spannung in deinen Ellenbogen? Achte auf deine Gefühle und deine inneren Bilder.

Nimm dir 5 Atemzüge Zeit für deine Arme.

Dann atme in deine Hände. Wie fühlen sie sich heute an?

Sind deine Hände stark und großzügig oder haben sie Angst, zuzugreifen und Grenzen zu setzen?

Können sich deine Hände liebevoll mit anderen Menschen und der Welt verbinden oder weichen sie ängstlich zurück und können nicht nehmen, aber auch nicht richtig geben?

Oder tun deine Hände weh, weil du in deinem Leben schon viel zu viel gegeben hast? Haben sie sich darüber entzündet und bremsen dich durch Schmerzen aus? Welche inneren Bilder und Gefühle tauchen auf, wenn du dich aktiv deinen wundervollen Händen zuwendest?

Nimm dir 5 Atemzüge Zeit, um in deine Hände zu spüren, die den ganzen Tag für dich im Einsatz sind.

Zum Abschluss nimm 5 Atemzüge und verbinde dich mit deinem ganzen Körper.

Spüre und genieße diese Verbindung mit deinem Körper, der den ganzen Tag für dich arbeitet, kämpft, reinigt, atmet und verdaut und so für deine Gesundheit sorgt. Spüre die Kraft, die in deinem Körper strömt und fließt, spüre, wie dein Herz schlägt und dein Atem fließt.

Dann bedanke dich bei deinem Körper, nimm noch 3 tiefe Atemzüge, rekle und strecke dich und komm ganz wieder im Hier und Jetzt an.

Wenn du etwas Wichtiges gefühlt hast und zu Erkenntnissen gekommen bist oder innere Bilder aufgetaucht sind, schreibe oder male sie dir auf.

Du kannst diese Meditation jederzeit wiederholen, im Ganzen oder nur mit dem Abschnitt des Körpers, in dem deine Beschwerden liegen. Je öfter du sie machst, desto besser wird dein Spürbewusstsein für deinen Körper, deine Gefühle und deine inneren Bilder.

Beginne immer mit deinen Füßen, um eine gute Erdung herzustellen, denn je besser du geerdet bist, desto leichter kann dein Nervensystem umschalten und loslassen. Dann wende dich deinem Symptom oder Körperbereich zu, der dir Probleme bereitet.

Du kannst deinen inneren Bildern vertrauen. Sie zeigen dir immer etwas von dir, etwas, das vielleicht tief in deinem Inneren verborgen war, weil es bis jetzt zu gefährlich oder zu mächtig war, um angeschaut zu werden. Es kann aber auch vielleicht eine einfache, klare Antwort sein, vielleicht die Sehnsucht nach mehr Geborgenheit oder Austausch mit Freunden. Nach der Meditation lass dir ein paar Tage Zeit, um alles sacken zu lassen. Oft erschließen sich mache Zusammenhänge und Bilder erst mit einigem Abstand.

Mit dieser Meditation hast du ein Werkzeug an der Hand, um jederzeit mit deinem Symptom und deiner Seele in Kontakt zu treten und dich mit dir selbst und deinen Gefühlen zu verbinden.

Die erlösende Kraft des Schreibens

Schreiben ist eine sehr effektive und auch gut erforschte Bewältigungsmethode, um mit Gefühlen und schmerzhaften Lebensereignissen umzugehen. Es gibt unzählige Möglichkeiten, eine sehr wirksame und bewährte ist das Aufschreiben von Gedanken, Gefühlen, Fragen, Zweifeln, zum Beispiel in Form eines Tagebuchs (auch Journaling genannt) oder in einzelnen Briefen.

Diese Schriftstücke sind und bleiben ebenso wie ein Tagebuch geheim. Um die erlösende Wirkung zu verstärken, sollten die Briefe verbrannt oder zerrissen werden. Die Schriftstücke dienen vorrangig der eigenen Auseinandersetzung mit einem Thema und dem Umgang mit den eigenen Gefühlen.

Mit diesen Hilfsmitteln können wir uns unsere ganze Verzweiflung, unsere seelische Not, aber auch unsere Wut und Enttäuschung sprichwörtlich von der Seele schreiben. Einerseits verlieren viele Ereignisse ihren Schrecken, wenn wir »dem Kind einen Namen geben«. Andererseits brauchen wir sie nicht länger in unserem Kopf hin und her zu wälzen, wenn wir Gefühle auf diese Weise ausdrücken können und dürfen.

Besonders bei dieser Methode wird deutlich, was für eine heilsame Kraft das Fühlen und Ausdrücken von Gefühlen für uns bereithält. Wir spüren in der Regel eine sofortige Erleichterung und Entspannung, die unserem System enorm guttut. Die Gefühle bekommen einen Platz, an dem sie gesehen und gewürdigt werden können. Es gibt keine effektivere Methode, um das ständige Rotieren im Kopf in den Griff zu bekommen, das ja oft nur eine Ablenkung von den eigentlichen Gefühlen ist, die darunter liegen und die wir unbewusst nicht fühlen wollen.

Es lohnt sich sogar, mitten in der Nacht aufzustehen und deine kreisenden Gedanken aufzuschreiben. Auch wenn die Beschäftigung mit einem sehr schmerzhaften Thema uns zunächst sehr aufwühlen kann, setzt nach dem Schreiben eine tiefe innere Entspannung ein. So werden gleichzeitig unsere Stresshormone abgebaut und Raum für Erleichterung, Erholung und Gesundheit geschaffen.

Expressives Schreiben

Im Zuge der psychologischen Forschung entwickelte James Pennebaker von der University of Texas das Schreiben sogar zu einer äußerst wirkungsvollen Therapiemethode: dem »Expressiven Schreiben«.

Er stellte fest, dass das Ausdrücken von belastenden Lebenssituationen und Gefühlen und die Beschäftigung damit das Immunsystem stärken, die Neigung zu Depressionen abschwächen und die Teilnehmer insgesamt offener und widerstandsfähiger machten.

Die Probanden hatten in der darauffolgenden Zeit weniger mit Erkältungen, Grippe und anderen gesundheitlichen Störungen zu kämpfen. Bei den Teilnehmern der Vergleichsgruppe, die über ganz normale Alltagserlebnisse geschrieben hatten, konnte keine Verbesserung festgestellt werden.

Das Expressive Schreiben wurde zu einer effektiven Methode weiterentwickelt, um sich mit schwerwiegenden und belastenden Lebensereignissen – selbst viele Jahre später – auseinanderzusetzen.

Übung 19: Expressives Schreiben

Hierfür nimmst du dir 3 – 5 Tage Zeit, an denen du dich jeweils für 15 – 20 Minuten hinsetzt und stets über dasselbe Thema schreibst. Durch die Wiederholung und Vertiefung bekommst du jedes Mal neue Erkenntnisse und die emotionale Ladung kann nach und nach abfließen.

Wenn es dir zu viel wird oder die Gefühle dich zu sehr überrollen, solltest du eine Pause einlegen.

Die Wissenschaft vermutet auch, dass es neben der Verarbeitung von Gefühlen auch zu einer Art »Abhärtung« beziehungsweise einer besseren Widerstandskraft gegen das Thema / Trauma kommt, sodass die Menschen aus dieser intensiven Phase des Schreibens gestärkt hervorgehen.

»Wutbrief«, einfach mal die ganze Wahrheit sagen dürfen

Wann hast du das letzte Mal einfach nur ungebremst die Wahrheit gesagt? Unabhängig davon, ob einer Person direkt oder ob du es dir einfach nur in deinem stillen Kämmerlein erlaubt hast, die Gefühle zuzulassen und zu adressieren.

Ein Wutbrief ist ein Brief, in dem wir ohne unsere moralischen Filter und ohne die anerzogene Rücksicht auf andere unsere ganze Wahrheit aufschreiben dürfen und der natürlich nicht abgeschickt wird! Auch beim Wutbrief kann es nicht schaden, eine Uhr auf 30–60 Minuten zu stellen.

Manchmal sind wir so voller widerstreitender Gefühle oder so aufgewühlt von einer Situation, dass es etwas sehr Befreiendes hat, einfach mal ALLES genauso aufzuschreiben, wie es IST. Wie es sich jetzt, in diesem Moment, anfühlt. Durch das Aufschreiben schaffen wir uns einen sicheren Raum, in dem wir alles ausdrücken können – ungeschönt und ungefiltert.

In manchen Momenten ist es sehr erlösend, wenn wir uns erlauben, vollkommen »politisch unkorrekt« unseren Gefühlen freien Lauf zu lassen. Mit allen Schimpfwörtern und Beleidigungen, die sowieso gerade unsere Gefühle und Gedanken überschwemmen. Hinter solchen vielleicht auch widerstreitenden Gefühlen verbergen sich die eigentlichen Verletzungen und Impulse.

Es ist ein sehr gutes Ventil, um unser inneres Tohuwabohu zwischen dem, was wir dürfen, und dem, was wir sollen, in den Griff zu bekommen. Manche Konflikte sind so hartnäckig, dass es ebenfalls sehr nützlich sein kann, mehrere Tage hintereinander einen solchen Brief zu schreiben. Nach der Abfuhr der emotionalen Überspannung, die wie Stress auf unsere Biochemie wirkt, kehrt wieder Ruhe ein, die dunklen Wolken verziehen sich und die Sicht auf die Dinge wird klarer.

Oft taucht dann EIN wichtiger Satz auf, der die Situation klären kann oder der noch gesagt werden muss, damit du wieder mit dir und der Situation ins Reine kommst.

Übung 20: Wutbrief-Ritual

Stell dir eine Stoppuhr, Backuhr oder den Timer auf dem Handy auf maximal 60 Minuten. Dann: Leinen los und »lass dich schreiben«!
Konzentriere dich auf das Thema oder die Verletzung, die dir auf der Seele liegen und die dein Gedankenkarussell in den Turbogang geschaltet haben.
Wenn du nicht weißt, wie du anfangen kannst, beschreibe als Erstes die Situation

so, wie du sie empfunden hast bzw. empfindest. Indem du das niederschreibst, können deine inneren Bilder und Gefühle aufsteigen.

Trau dich, auch gerade die schlimmen Gefühle und Worte von Ungerechtigkeit, Hass, Beleidigung und Vernichtung aufzuschreiben. Auch wenn wir das alles normalerweise nicht sagen oder denken möchten, weil es unserer Erziehung und den gesellschaftlichen Normen widerspricht, kann es helfen, den emotionalen »Stau« in deinem Inneren zu lösen.

Wenn du alles geschrieben hast, nimm dir noch einen Moment Zeit. Du kannst den Brief noch einmal durchlesen und sehen, ob du wirklich alles offen und ungeschminkt aufgeschrieben und herausgelassen hast ...

Dann gibt es zwei Möglichkeiten, den Brief zu vernichten.

1. Du zerreißt ihn und spülst ihn in der Toilette herunter.
2. Du nimmst dir eine feuerfeste Schale und verbrennst ihn auf dem Balkon oder im Garten.

Auf jeden Fall vernichte ihn auf eine sichere Weise, an einem sicheren Ort!

DAMPF ABLASSEN – GROSSEN GEFÜHLEN EINEN SICHEREN RAUM GEBEN

Die meisten von uns kennen das erlösende Gefühl, wenn wir bei Trauer, Abschied oder Wut unseren Tränen freien Lauf lassen. Neben den Tränen und dem Schreiben gibt es noch weitere gute Möglichkeiten, starke Gefühle auszudrücken, ohne sich selbst und anderen wehzutun.

Es gibt Konflikte im Leben, bei denen es notwendig und wichtig ist, ein konkretes Ventil für unsere Gefühle zu finden. Und da die wenigsten von uns heute noch die Gelegenheit haben, beim Holzhacken oder Baumfällen solche Gefühle zu kanalisieren, haben sich in unserer modernen Welt neue und kraftvolle Strategien entwickelt, um dennoch diesen Gefühlen einen sicheren Ausdruck zu geben.

Wenn du ganze Tage und Nächte nicht aufhören kannst, über ein bestimmtes Ereignis nachzudenken, wenn dir eine Begegnung einfach keine Ruhe lässt, wenn du dich von jemandem zum Beispiel wie überfahren fühlst, dann ist es allerhöchste Eisenbahn, mal so richtig »Dampf abzulassen«.

Meistens fühlt es sich am Anfang etwas künstlich an, deshalb konzentriere dich einfach ganz auf deine Wut oder Enttäuschung und bringe sie für die nächste Übung ganz und gar in deine Hände. Nach einiger Zeit wirst du merken, wie heilsam diese Übung ist, wenn du sie wirklich einmal gemacht hast.

Übung 21: Kissen knautschen

Diese Übung ist sehr erlösend und gleichzeitig sicher. Sie hilft dir, deine ganze Wut und Enttäuschung – und auch deine ganze Kraft –, die in diesen Gefühlen spürbar wird, auszudrücken.

Setz dich an einen Ort, wo du für die nächsten 20 Minuten ungestört bist! Besonders wenn es für dich Neuland ist, deinen Gefühlen Ausdruck zu verleihen, sorge dafür, dass du für diese Zeit sicher und ungestört bist!

Nimm dir ein mittelgroßes Kissen und rolle es am besten auf. Dann nimmst du dir diese Rolle und lässt deinen Gefühlen freien Lauf. Du kannst das Kissen mit aller Kraft zerknautschen, drehen, wenden und würgen (oder natürlich auch auf einen Sessel oder den Boden hauen).

Wenn es sich für dich am Anfang noch etwas unecht oder künstlich anfühlt, dann überlege dir, was du diesem Menschen oder dieser Situation wirklich gerne mal sagen willst bzw. sagen musst, um dich besser zu fühlen. Fühle die ganze Wut, den ganzen Zorn, die ganze Energie, die an dieser Stelle festhängt!

Was hast du in einem bestimmten Moment nicht gesagt? Welche Antwort, Grenze oder Selbstbehauptung hast du dich nicht getraut auszudrücken? Hole dir deine Kraft zurück!

Du kannst es auch erst mal für dich notieren.

Und dich so langsam an die Übung herantasten. Vielleicht sagst du erst mal dem Kissen, was du dir aufgeschrieben hast, was raus muss. Wie fühlt es sich an, erst mal probehalber dem Kissen zu sagen, was dich nervt?

Wichtig ist: Die Übung ist umso kraftvoller und wirksamer, je mehr du »dich gehen lässt« und »aus dir rauskommst«. Du kannst deinen ganzen Frust und Ärger in das Kissen hineinknautschen, bis es dir besser geht.

Dampf ablassen mit dem ganzen Körper

Durch manche Konflikte werden unsere ganz archaischen Ur-Kräfte angetriggert, also ausgelöst. Diese tiefen Gefühle von Ohnmacht, Wut oder existenzieller Enttäuschung brauchen eine angemessene Entladung, die unter Umständen den ganzen Körper einbezieht.

Vielleicht hast du selber solche Momente schon erlebt: Du wurdest von deinem Mann, deiner Frau oder einem Chef betrogen. Vielleicht ist es die hilflose Wut, die uns im Angesicht einer aussichtslosen medizinischen Diagnose ereilt. Oder die Ohnmacht über deine aussichtslose Lebenslage lähmt dich, weil du schon seit Jahren deinen Partner oder deine Mutter pflegen musst. Du machst es aus Liebe, dennoch ist es immer wieder schwer, du kannst nicht verreisen oder einfach mal abends deine Freunde treffen … Auch wenn wir rationale Gründe finden, warum die Situation in Ordnung ist, warum wir stark bleiben wollen, können wir uns oft gar nicht gegen eine unbewusste Ohnmacht oder Wut wehren.

Solche tiefgreifenden und lebensverändernden Themen können uns völlig aus dem Gleichgewicht bringen. Es gibt Lebensumstände, bei denen es nicht ausreicht, zu laufen, zu schreiben oder ein Kissen zu zerknautschen. Es gibt Momente, in denen einfach alles zu viel wird.

Das, was wir erleben, übersteigt dann unser Fassungsvermögen! Natürlich ist es nicht einfach, mit solchen Ereignissen umzugehen. Eine einmalige Beschäftigung bzw. emotionale Abfuhr, wie ich sie im Folgenden vorstellen möchte, reicht sicherlich nicht aus, um so etwas zu verarbeiten. Aber es kann eine Möglichkeit sein, die ein Ventil öffnet, um dich zu entlasten.

Ich möchte dir diese Möglichkeit einfach an die Hand geben. Natürlich ist es schöner, wenn wir bei dieser Art von Wutarbeit nicht alleine sind und Begleitung haben. Manchmal ist es jedoch besser, diese Übung sozusagen als kurzfristige Erste-Hilfe-Maßnahme anzuwenden, anstatt irgendeinen Unsinn zu machen, den wir später vielleicht bereuen würden. Diese Übung stammt aus der Körperorientierten Psychotherapie und ist sehr effektiv.

Übung 22: Crosscrowling

Mit Armen und Beinen über Kreuz strampeln, um deine Gefühle zu kanalisieren. Hierbei legst du dich auf den Rücken auf ein Bett oder Sofa, welches dir genug Bewegungsfreiheit und Spielraum lässt.

Rekel und streck dich vorher ein bisschen zum Aufwärmen und nimm 3 tiefe Atemzüge.

Dann beginnst du, mit den Armen und den Beinen auf das Bett zu hauen. Und zwar immer über Kreuz, also gleichzeitig mit dem rechten Arm und dem linken Bein, dann mit dem linken Arm und dem rechten Bein.

Du schlägst mit der Faust auf die Unterlage, wobei es ein Schlagen, aus dem ganzen Arm ist.

Mit den Beinen machst du eine Bewegung des Wegtretens, wobei du die Hacken fest über die Matratze gleiten lässt, um einen Widerstand zu haben.

Du kannst erst mal anfangen und die Bewegung spüren.

Dann konzentriere dich auf deine Wut, Enttäuschung oder dein Entsetzen und lass es durch deine Arme und Beine aus deinem Körper schießen.

Du kannst auch einen sehr einfachen Satz dazu sagen oder denken wie:

»Jetzt ist Schluss!« oder »So nicht!«

Oder auch etwas anderes, was gesagt werden muss. Deiner Kreativität sind dabei keine Grenzen gesetzt. Was passt für dich am besten? Die Hauptsache ist, es tut dir gut und es kann sich etwas lösen!

Da die Übung sehr anstrengend ist, kannst du zwischendurch auch Pausen machen und auf diese Weise mehrere Entladungen durchführen, bis du dich besser fühlst.

Wenn du ungestört schreien möchtest, kannst du dir z. B. ein Kissen auf den Mund halten oder eine Decke. Dann kannst du richtig laut hineinschreien oder schluchzen. Wichtig ist, dass du dich dabei sicher fühlst und nicht das Gefühl hast, alle Nachbarn hören zu! Dann bist du wieder im Außen und kannst dich nicht auf die Gefühle im Inneren konzentrieren.

Manchmal entsteht durch die Entladung ein inneres Zittern, das den ganzen Körper oder auch nur bestimmte Körperpartien durchflutet. Dieses Zittern ist Teil einer tiefen Entladung im Sinne einer tiefen Erlösung und Entspannung. Lass es einfach zu. Es gibt sogar verschiedene Körperpsychotherapie-Methoden, die gezielt mit diesem heilsamen Zittern arbeiten, um alten Stress zu lösen. Es ist ein Zeichen davon, dass sich viel Anspannung in deinem Körper gelöst hat. Wenn es nicht kommt, ist es aber auch kein Problem. Die oberste Regel ist: So wie es kommt, ist es richtig. **Gefühle verlaufen in Wellen – es gibt einen Anfang, einen Höhepunkt und ein Ausrollen.**

Durch die Übungen wird es leichter, den Höhepunkt der Ladungswelle zu erreichen. Dann kann sie brechen und es kehrt eine tiefe und erlösende Ruhe in den Körper und das Nervensystem ein. Nach der Entladung kann sich eine tiefe Entspannung einstellen, insbesondere an den Körperstellen, die den ganzen Druck so lange ausgehalten haben.

Deshalb ist es sehr wichtig, dir nach der Entladung Zeit einzuräumen, um diesen Teil auch erleben und sogar bewusst genießen zu können. Der Moment gleicht einem »Neustart« am Computer. Der innere Stress ist abgeflossen und nun kann dein Nervensystem in den Erholungs- und Regenerationsmodus umschalten.

Gönn dir die Ruhe, genieß diese Gegenpendelbewegung. Lass alles abfließen, was du jetzt nicht mehr brauchst. Lass los und gönn dir diese tiefe seelische Ruhe, nach der wir uns im Kern alle sehnen. Diese Phase dauert noch einmal zwischen 10 und 30 Minuten.

Zum Abschluss kannst du dir wieder deine wichtigsten Erkenntnisse aufschreiben.

So, nun kennst du die wertvollsten Übungen, durch die du ganz praktisch und selbst zu Hause lernen kannst, aktiv mit deinen Gefühlen umzugehen. Wenn du deine Gefühle durchschritten hast, wirst du merken, dass du deinem inneren Frieden und somit auch dem Weg in die Gesundheit ein gutes Stück näher gekommen bist.

DEN NEUEN WEG BEIBEHALTEN

Ich habe es schon an anderer Stelle geschrieben: Wir brauchen etwa drei Monate, um eine Verhaltensweise zu verändern und die Veränderung im

Körper zu speichern. Am Anfang erscheint es uns fast unüberwindlich, wenn wir unsere unbewussten Automatismen zum ersten Mal klar erkennen können. Wer schon einmal versucht hat, mit dem Rauchen aufzuhören, kennt dieses Gefühl sicherlich sehr gut. Und doch ist die Erkenntnis der erste Schritt in die Heilung.

Hier kommt ein sehr wichtiger Tipp: Um erfolgreich deine Gewohnheiten zu verändern, nimm dir immer nur EINE vor!

Unser Unterbewusstsein arbeitet mit. Deshalb ist es essenziell wichtig, fokussiert zu sein und klare Bilder und Wünsche zu verfolgen, bis du sie verwirklicht hast! Wenn du alle paar Tage oder Wochen deinen Fokus auf ein neues Problem lenkst, kann sich keines deiner Projekte erfolgreich entwickeln.

DAS MUSTER ERFORSCHEN

Wann und wo?

Wenn dir klar geworden ist, welches Verhalten oder welche ungesunde Angewohnheit du verändern möchtest, wirst du zunächst eine Phase erleben, in der dir plötzlich immer häufiger bewusst wird, wann und wo du dieses bestimmte Verhalten an den Tag legst.

Das bedeutet nicht unbedingt, dass du es jetzt schon verändern kannst. Das ist auch nicht nötig. Die große Leistung, die du in dieser Phase erbringst, besteht darin, dein Bewusstsein dafür zu sensibilisieren, wann und wo du in dein unbewusstes Verhalten verfällst.

Wie?

Nach und nach wird es dir gelingen, nicht nur besser wahrzunehmen, wann und wo du in dein Verhalten verfällst, es wird auch immer leichter, zu erforschen, wie das passiert? Was passiert in deinem Denken und Fühlen, wenn es passiert?

Und noch wichtiger, was passiert in dir, BEVOR es anfängt?

Welcher deiner »Knöpfe« wird gedrückt, bevor oder mit dem deine schlechte Gewohnheit erst ausgelöst wird? Steigt ein Schuldgefühl auf, eine Verlassenheit, fühlst du dich plötzlich für das Wohlbefinden anderer verantwortlich? Bist du lieber in der Rolle des Gebenden, um die Kontrolle zu behalten oder um nicht verletzt zu werden?

Von nun an hast du die Chance, in der betreffenden Situation, deine unbewussten Glaubenssätze zu erforschen. Bleib in der Situation und erlaube dir – vielleicht erstmals –, zu spüren, was sie wirklich in dir auslöst. Wenn du nicht sofort auf die bekannte Art reagierst, was passiert dann? Wenn du einfach einen Moment länger schweigst, nicht agierst und bei dir bleibst und spürst, was passiert dann?

Was fühlst du jetzt, wie fühlst du dich? Kannst du es ertragen, 1, 2 Sekunden (später vielleicht 5 Minuten) nicht zu reagieren und zu schauen bzw. wahrzunehmen, was dann in dir aufsteigt?

Es geht in diesem Schritt noch nicht darum, dein Verhalten mit aller Gewalt und psychologischen Tricks zu verändern, denn je genauer dir klar ist, was du unbewusst tust und denkst, desto einfacher wird es am Ende, deine Gewohnheit abzulegen!

Das Muster unterbrechen

Wenn du wieder das Gefühl bekommst, du musst alles alleine machen oder alles können, weil sonst keiner da ist, erlaube dir trotzdem, einen Moment zurückzutreten, unterbrich das Verhalten, indem du aus der Situation rausgehst und dir z.B. die Hände wäschst. Damit kannst du in den meisten Fällen deine alte Verhaltensschleife unterbrechen und dir Zeit nehmen, hineinzuspüren, wer oder was dieses Gefühl ausgelöst hat. Auch wenn du es nicht sofort ändern kannst, ist es wichtig, dass es dir bewusst geworden ist.

Wenn es sich um nächtliche Fressattacken handelt, unterbrich dein Verhalten, nachdem du es erforscht hast, z.B. indem du ein großes Glas Wasser trinkst oder dir deine schönsten Schuhe aus dem Schrank holst und anziehst. Indem du durch eine überraschend andere Aktion dein Verhalten unterbrichst, störst du den Ablauf deines Schemas.

In dem Buch von Bill O'Hanlon »Probier's mal anders« stehen sehr viele interessante Ideen, um ein eingefahrenes Verhalten zu unterbrechen. Die schönsten Schuhe anzuziehen ist eine davon. Der Trick ist dabei, dein Verlangen nach Trost bei deinem inneren Unwohlsein mit etwas besonders Schönem zu erfüllen. Denn deine schönsten Schuhe anzuziehen gibt dir auf jeden Fall ein gutes Gefühl und bringt dich so auf andere Gedanken und Gefühle.

Ein anderes gutes Beispiel ist das mit den ellenlangen Telefonaten. Um diese Gewohnheit zu verändern, solltest du dir erst mal die Zeit nehmen, zu erspüren, was ein solches Telefonat in dir auslöst und wann dabei etwas in dir kippt; wann du nicht mehr »Nein« sagen kannst oder dich verantwortlich fühlst. Dann überlege, wie du dein Verhalten unterbrechen und damit ändern kannst. Stell dir einen Wecker und beende nach zehn Minuten das Gespräch freundlich. Wende das neue Verhalten so oft wie möglich an. Wenn es dir schwerfällt oder du nicht weißt, was du sagen sollst, um den Redefluss deines Gesprächspartners zu unterbrechen, kannst du einfach freundlich sagen: »Ich muss jetzt los« oder »Ich muss jetzt hier weitermachen …!«. Du brauchst keine großen Erklärungen oder Ausflüchte, sondern einfach eine klare, freundliche Grenze. Sei nicht enttäuscht, wenn es nicht sofort beim ersten Mal klappt. Überlege, wie lange du bereits an dem alten Muster festgehalten hast. Nimm dir dementsprechend die Zeit, um den Veränderungsprozess nach und nach zu festigen. Sei sanft und wohlwollend mit dir selber!

Schuldgefühle – wenn deine Muster sich wehren

Wie geht es dir mit deinen neuen Grenzen? Geht es dir gut oder kommen Schuldgefühle in dir hoch? Darf ich das oder mute ich den Kollegen oder meiner Mutter zu viel zu? Überlaste ich den anderen, wenn ich seine Schicht nicht übernehme? Während du selbst gar nicht wahrnimmst oder respektierst, wie es dir eigentlich damit geht? Nicht spürend, wie sehr es dich selbst überlastet, wenn du dir so viel aufhalst?

Erlaube dir, auch diese Seite wahrzunehmen; sie gehört dazu und zeigt dir, dass du auf dem richtigen Weg bist! Denn die alten Verbote und Werte müssen natürlich in einem solchen Moment verletzt bzw. überwunden werden. Welche Befürchtungen tauchen dann in deinem Inneren auf? Beginnst du dich selbst schlechtzumachen – mit den gleichen Worten, mit denen es schon deine Familie gemacht hat? Oder wirst du krank oder schneidest dir zufällig in den Finger beim Kartoffelnschälen? Beobachte, was für Abwehrmechanismen entstehen, um die alte Ordnung aufrecht zu erhalten.

Jeder Mensch, der sich mit seinen alten Mustern »anlegt«, um sie zu überwinden und gesund zu werden, verdient die größte Hochachtung. Denn es gibt nichts, das uns mehr herausfordert und gleichzeitig mehr verunsichert als die Konfrontation mit unseren alten Überzeugungen und tief eingebrannten Mustern. Es fühlt sich ja oft so an, als würde man ein Stück von sich selbst verraten. Bei manchen tief verwurzelten Mustern erleben wir zum Teil große Ängste, denn aus gutem Grund haben sich durch bestimmte Erlebnisse oder eine seelische Not diese Muster entwickelt.

Positive Bestärkung

Deshalb ist eine positive Bestärkung so wichtig. Du kannst jedes Mal, wenn dir das Neue gelungen ist, einen Haken auf deiner Positivliste machen. Denn jedes Mal eroberst du ein Stück von dir selbst und deinem Leben zurück. Das Ziel soll ja am Ende sein, die Wahl zu haben! Mit wem möchtest du lange telefonieren und mit wem nicht? Wann hast du Zeit und Raum, mehr zu arbeiten, und wann nicht?

Belohne dich, indem du bemerkst, dass es dir gelungen ist! Belohne dich darüber hinaus, indem du die Zeit nutzt, die frei geworden ist, weil du sie nicht mehr mit Vermeidungsstrategien vergeudest, um beispielsweise spazieren zu gehen. Du kannst auch für jedes gelungene Mal 5 Euro in ein Sparschwein stecken und dir dann von dem gesammelten Geld etwas Schönes kaufen. Womit kannst du dich sonst noch belohnen?

Der schwierigste Moment ist jener kurz vor der Vollendung

Besonders bei der Heilung von seelischen Verletzungen gibt es einen Effekt, der manchmal sehr verwirrend sein kann: Wir gehen jeden Tag mit viel Disziplin auf unsere seelische »Übungsmatte«. Es klappt auch ganz gut und immer besser, doch plötzlich finden wir uns scheinbar in dem gleichen Dilemma wie am Anfang wieder …

Das Geheimnis ist eigentlich nur, dass wir in eine Situation geraten sind, die sich FAST genauso anfühlt wie die Ursprungssituation! Der entscheidende Unterschied ist jedoch, dass die Situation schon längst anders ist. Allein dadurch, dass du erwachsen bist und dich auf einen intensiven Heilungsweg begeben hast, dass du dich mit alten Glaubenssätzen und Ängsten konfrontierst und mehr denn je deiner inneren Wahrheit folgst. Und trotzdem geraten wir oft kurz vor dem endgültigen Durchbruch noch einmal in eine scheinbar ähnliche Situation, die unter Umständen emotional sehr geladen ist, beispielsweise in der Partnerschaft oder der Familie. Es ist, als ob das Leben dich fragt, ob du wirklich sicher bist, das alte Muster abzulegen. Die Situation fordert uns heraus und gibt uns die Gelegenheit, trotz des starken Gegenwindes unserem neuen Pfad treu zu bleiben.

Wenn du genau hinschaust oder jemanden an deiner Seite hast, der dich auf deinem Pfad begleitet, wird sich zeigen, dass du eigentlich schon längst im neuen »Verhalten« angekommen bist, aber häufig noch mit deinem alten Denken bzw. mit den alten Befürchtungen reagierst. Unser Denken und unsere Befürchtungen sind meistens die letzte Instanz, die sich verwandelt, denn im Grunde wollen sie uns beschützen. Dann sehen wir die neue Situation quasi noch einmal durch die alte Brille und übersehen die positiven Veränderungen, die schon längst stattgefunden haben.

Wenn du gerade an einem solchen Punkt festhängst, schau noch einmal genau hin: Was hast du in den vergangenen Wochen alles anders gemacht? Wo konntest du dein neues Verhalten durchsetzen? Würdige und wertschätze deinen Weg und deinen Mut, etwas zu verändern. Dann bekommst du wieder ein Gespür für deine Leistung! Das hat bisher noch jedes »alte Denken« überzeugt.

Gesunde Gewohnheiten etablieren

Eine weitere Veränderung ist, verschiedene neue, gesunde Gewohnheiten zu etablieren, die dir helfen, dem Stress vorzubeugen. Dazu zähle ich zum Beispiel eine kurze tägliche Meditation oder Yoga, einen täglichen Spaziergang oder die Fahrt mit dem Rad zur Arbeit. Das hat nicht nur den Vorteil, dass du dir jeden Tag Zeit nimmst, einmal wirklich bei dir anzukommen, sondern du verbesserst auf Dauer damit deine allgemeine Widerstandskraft gegen Stress.

Und den Spaß nicht vergessen!

Wie viel Spaß hast du derzeit in deinem Leben? Wie viel Ekstase? Wie viel Freude kannst du dir erlauben? Was möchtest du schon so lange machen oder ausprobieren, hast es dir aber bislang nicht gestattet, weil du dachtest, es sei zu zeitintensiv, zu teuer oder »doch nicht so wichtig«?

Das Zentrale ist: Je besser wir uns versorgen, desto leistungsfähiger werden wir!

Das widerspricht vollkommen dem, was wir Menschen in den letzten hundert Jahren vermittelt bekommen haben! Nun heißt es nicht mehr durchhalten um jeden Preis, sondern öfter mal auf den Körper hören! Der Körper sollte nicht länger etwas sein, was wir mit Medikamenten und Alltagsdrogen bekämpfen oder einfach am Leben bzw. am Funktionieren halten müssen. Je weniger wir unseren Körper an seinen Selbstheilungstätigkeiten hindern – zum Beispiel in Form von Kaffee, Alkohol oder fiebersenkenden Mitteln – desto besser kann er für unsere Gesundheit sorgen. Das erlebe ich täglich in meiner Praxis.

Je besser wir unseren Körper und unsere Seele durch gesunde Nahrungsmittel, seelenvolle Pausen und gesunde Beziehungen gut versorgen, desto selbstverständlicher bleiben wir gesund.

Die heilende Kraft der Dankbarkeit

Zum Abschluss dieses Kapitels möchte ich dir noch einen der wertvollsten Schlüssel für das Glück und die Gesundheit mit auf den Weg geben.

Wir leben in einer Welt, in der uns von außen sehr viel suggeriert und an uns herangetragen wird. Was wir alles brauchen, um dazuzugehören, wie wir sein sollten, was als »normal« gilt und so weiter. Dadurch verlieren wir schnell den Blick für das Wesentliche, zum Beispiel für all das, was wir schon längst haben oder sind!

Besonders Menschen, die sich selbst immer wieder kritisch hinterfragen, finden sich schnell in einer Welt des Mangels wieder. So schön und wichtig eine gewisse Selbstreflexion auch ist – wenn unser Fokus ausschließlich darauf liegt, was wir verändern müssen, wo wir immer noch nicht gut genug sind oder was wir besser machen müssen, verkehrt sich die Wirkung in ein autoaggressives Verhalten und schwächt uns eher, als dass es uns unterstützt.

Dabei leben gerade wir hier in der westlichen Welt in einer fast unendlichen Fülle. Wir haben ein Dach über dem Kopf, fließendes Trinkwasser aus jedem Wasserhahn und eine geregelte Müllabfuhr, um nur einige Aspekte zu nennen. Wir haben ein soziales Gesundheitssystem, das uns fast jede Eigenverantwortung abgenommen hat. Was für ein Geschenk, wenn man bedenkt, was es kostet, unsere Gesundheit wiederherzustellen, wenn wir sie erst einmal verloren haben. Deshalb möchte ich die heilende Kraft von Dankbarkeit hier ganz besonders hervorheben.

Wir alle haben viel Grund zur Dankbarkeit. Auch wenn du von einer furchtbaren Krankheit ergriffen bist, kannst du gewiss noch tausend Dinge finden, für die du wirklich dankbar sein kannst. Vielleicht bekommst du besonders in dieser Situation viel Unterstützung von deiner Familie, deinen Freunden oder deinem Arzt und seinem Team? Vielleicht bist du gezwungen, zum ersten Mal in deinem Leben wirklich Hilfe anzunehmen?

Lass dich davon berühren, wie viel Hilfe und Unterstützung du bekommst! Besonders Krisenzeiten zwingen uns, unser bisheriges Verhalten zu überprüfen und zu verändern.

Das Gute: Dankbarkeit kann man lernen!

Dankbarkeit öffnet in uns, in unserem Denken und Fühlen, einen Raum der Fülle. Wir richten unsere Aufmerksamkeit auf das, was wir alles haben, und schauen nicht nur auf das, was wir nicht haben.

Dankbarkeit bedeutet, das zu be-ACHTEN, was wir schon haben. Sie schenkt uns Zufriedenheit über unseren materiellen und auch immateriellen Besitz. Dankbarkeit verleiht unserem Leben Würde und Zufriedenheit. Dankbarkeit ist ein Bestandteil vieler Weltreligionen, denn in ihr werden ein tieferer Sinn und eine tiefe Verbundenheit mit etwas Größerem spürbar.

Dankbarkeit wirkt also genauso wie unsere anderen positiven Gefühle auch auf unsere Biochemie und fördert auf diese Weise unsere Gesundheit. Alleine dafür können wir schon dankbare Freudentänze aufführen.

Bei den Studien der PNI kam heraus, dass Menschen, die religiös waren und aktiv an dem Gemeindeleben und anderen sozialen Aktivitäten teilnahmen, insgesamt um 27 % gesünder waren als die Vergleichsgruppe, die nicht so ein aktives soziales und religiöses Leben führte. Warum? Die Erklärung für dieses Phänomen liegt offensichtlich in der sozialen Anbindung an die Gemeinschaft, die ungemein wichtig für unser seelisches Gleichgewicht ist. Verbunden mit dem Gefühl einer Sinnhaftigkeit durch die religiöse Anbindung an etwas Größeres gelingt es uns viel besser, auch in schwierigen Momenten einen tieferen Sinn in unserem Leben zu empfinden.

Wofür kannst du heute dankbar sein?

Nimm dir kurz Zeit, um deine Gedanken auf alles zu lenken, wofür du heute dankbar sein kannst! Wenn dir nichts einfällt, beginne mit deinem warmen Dach über dem Kopf, dem fließenden Wasser aus deinem Wasserhahn, dem Frieden, in dem wir hier in Europa leben. Erinnere dich an kleine und große Freuden der letzten Tage, Wochen oder Monate. Du kannst auch dankbar sein für den guten Kaffee, den es in dem kleinen Café an der Ecke gibt. Denn der Betreiber setzt sein Geld, seine Lebenszeit und seine ganze Leidenschaft dafür ein, dass du morgens diesen umwerfend guten Kaffee bekommst!

Welche Menschen haben dir in letzter Zeit etwas Gutes getan? Wem hast du in letzter Zeit etwas Gutes getan? Was ist gut ausgegangen, obwohl es am Anfang nicht danach aussah? Wie oft bist du in deinem Leben wieder aufgestanden und hast deine Probleme angepackt und gelöst? Vergiss nicht, jeder Mensch ist ein Wunder der Evolution. Mit all den Situationen, die jeder von uns schon bewältigt hat. Auch du.

Wofür kannst du dir selbst dankbar sein? Wer hat dich dabei unterstützt? Wem kannst du dafür dankbar sein?

Wer bereichert dein Leben?

Hast du deinen Hund oder deine Katze heute schon gekrault und dich für ihre unendliche Liebe und Begleitung bedankt?

Übung 23: Dankbarkeit

Schreibe dir mindestens 5 Dinge auf, für die du heute dankbar sein kannst!
Tipp: Wenn du intensiver erforschen möchtest, wie Dankbarkeit dein Leben verändern kann, mach diese Dankbarkeits-Übung für 3 Monate jeden Tag. Am besten zu einem festgelegten Zeitpunkt, z. B. morgens beim ersten Kaffee oder abends vor dem Zubettgehen.

DIE HEILENDE KRAFT DER VERGEBUNG

Oft kommen Menschen mit langwierigen psychosomatischen Krankheiten und sehr schwierigen Kindheitserlebnissen zu mir in die Praxis. Das Erste, was sie mir dann versichern, ist: »Meinen Eltern habe ich aber schon längst verziehen!« Nichtsdestotrotz sind sie von diesen zermürbenden Krankheiten gezeichnet. Was ist passiert? Haben sie ihren Eltern vergeben und sind trotzdem krank? Nein, denn in der Tiefe können wir nur etwas vergeben, was wir vorher durchschritten und wirklich gefühlt haben! Vergebung ist eine sehr starke Kraft, die sehr viel Heilung und inneren Frieden hervorbringen kann. Vergebung findet nicht als ein einzelnes Ereignis statt, sondern ist ein sehr intensiver innerer Weg.

Vergebung hilft uns, loszulassen und mit Kapiteln oder Personen aus unserer Vergangenheit abzuschließen, deren Auswirkungen uns auch in der Gegenwart nicht guttun. Das können ungesunde (Familien-)Geschichten sein, ungute Beziehungen oder andere Lebensumstände. Durch Vergebung holen wir unsere Kraft zu uns zurück.

Trotzdem ist es manchmal überaus schwer, etwas zu vergeben – insbesondere wenn unsere Werte, unsere Würde oder unsere Integrität verletzt worden sind.

Noch schwieriger wird es bei Gewaltverbrechen, Vergewaltigung oder Völkermord. Diese Ereignisse dürfen auf gar keinen Fall verschwiegen werden. Dennoch braucht es gerade hier die Kraft der Vergebung, um nicht in den Gefühlen der Rache und Verzweiflung zu erstarren. Unabhängig von geltendem Recht oder der Schuldfrage ist es langfristig für die Person, die das Leid erlitten hat, besser, ihren Frieden zu finden, um damit innerlich abzuschließen. Ansonsten leidet sie weiterhin. Einmal während der Tat und tausende weitere Male durch die negativen Gedanken und ungeheilten Gefühle in Bezug auf Tat und Täter.

Colin C. Tipping, ein renommierter Hypnotherapeut aus den USA, entwickelte die Methode der »Radikalen Vergebung«. Im Jahr 1992 begann er, speziell zu diesem Thema Seminare für Krebspatienten zu geben. Denn insbesondere Gefühle wie Verbitterung oder nicht gefühlte Trauer und unterdrückte Wut, die sich im Laufe des Lebens angesammelt haben, schwächen – wie wir gesehen haben – den Körper und das Immunsystem.

Vergeben können wir nur Ereignisse und Gefühle, mit denen wir uns in der Tiefe auseinandergesetzt haben. Es ist ratsam, solche tiefgreifenden Wege nicht alleine zu gehen, sondern dir dafür Unterstützung zu holen. Zum einen ist es dann wesentlich einfacher, dich diesen Lebensereignissen noch einmal zu stellen, zum anderen kannst du eine neue, gute Erfahrung machen, nämlich dieses Mal nicht alleine mit der Situation und deinen Gefühlen zu sein.

Vergebung bedeutet oft erst einmal, uns selbst zu vergeben, uns selbst anzunehmen, trotz all unserer Erlebnisse! Es bedeutet, unser inneres Kind anzunehmen – mit all seinen Verletzungen und »Fehldeutungen«, die sich dadurch im Inneren festgesetzt haben.

Die Arbeit mit Vergebung bringt zunächst die Ursachen für die seelischen Verletzungen ins Bewusstsein. Dadurch erhalten wir wichtige Erkenntnisse über unsere unbewussten Verhaltensweisen und Gefühle. Manchmal gehen wir dann einige Tage, Wochen oder manchmal auch Jahre mit einem Thema »schwanger«, bevor wir tief in unserem Inneren spüren, dass es jetzt Zeit ist, es loszulassen. Eines ist klar: Man kann Vergebung nicht erzwingen. Du kannst dich nur für dieses Thema öffnen und bewusst in Kontakt mit deinen Gefühlen treten. Ich bin fest davon überzeugt, dass dann der Rest von ganz alleine geregelt wird.

3. TEIL

07 | DIE SEELISCHE BEDEUTUNG VON ORGANEN UND KRANKHEITEN IM ÜBERBLICK

Obwohl wir durch die neuen Erkenntnisse der PNI psychosomatische Krankheiten viel individueller betrachten können und sollten, möchte ich hier trotzdem einen Überblick über die seelischen Themen der Organe und Krankheiten geben. Durch die Art der Krankheit und ihr Erscheinungsbild erfährst du sehr viel über das dahinterliegende Thema, besonders wenn dir vollkommen schleierhaft ist, warum du krank bist. Ob du durch einen Hautausschlag »dein Gesicht verlierst« oder dein Rücken durch Schmerzen darauf hinweist, wie sehr du dich für andere verbiegst, die Sprache des Körpers und der Symptome ist in der Regel sehr klar. Mal zeigt die Krankheit Gefühle oder Bedürfnisse, die du eigentlich keinem zeigen willst, mal zwingt dich die Krankheit, deine Gewohnheiten zu ändern und dir endlich die lang vermisste Aufmerksamkeit oder Ruhe zu schenken, die Körper, Seele und Immunsystem so dringend brauchen.

Die großen Organe möchte ich hier einzeln beleuchten. Denn sie haben existenzielle Aufgaben. Sie erhalten uns am Leben und geben uns Rhythmus und Organisation. Sie arbeiten im Tag- und Nachtrhythmus und organisieren auf diese Weise Aktivität und Erholung.

Der erste Teil folgt dem Kopf-Fuß-Schema. Zunächst habe ich die grundsätzliche Bedeutung für Körper, Seele und Immunsystem beschrieben, dann folgt die seelische Bedeutung der Krankheiten und im dritten Abschnitt eine Selbstheilungsfrage, um dich zu inspirieren, dich intensiver mit dem Organ und deinen Symptomen zu beschäftigen.

Im zweiten Teil beschreibe ich Symptome wie Schwellungen und Ödeme, aber auch Entzündungen, Allergien und Schmerzen, denn in diesen Erscheinungsbildern von Krankheiten findest du wichtige Hinweise auf die unbewussten Gefühle, die deinen Beschwerden zugrunde liegen.

ORGANE UND KÖRPERTEILE UND IHRE SEELISCHE BEDEUTUNG

HAUT

Organ steht für:
wohlige Geborgenheit; sich in seiner Haut wohlfühlen; das Gefühl, willkommen zu sein; gesunde Selbstwahrnehmung, ein gesundes Gefühl für die eigenen Grenzen.

Seelische Bedeutung der Krankheiten:
Hautkrankheiten weisen auf einen Mangel an Berührung hin, seelische Ungeborgenheit und Kälte, aber auch einen Mangel an Selbstwahrnehmung und Selbstliebe, mangelndes Empfinden für sich selbst und / oder die eigenen berechtigten Bedürfnisse nach Wärme, Liebe, Geborgenheit oder Unterstützung, sich selbst schlecht oder nicht spüren, z. B. die eigenen Körpergrenzen, Leistungs- und Belastungsgrenzen. Mangelnde Orientierung in der Welt und in sich selbst.

Selbstheilungsfrage:
Welchen Stellen- und Erfahrungswert haben Liebe und Geborgenheit in deinem Leben? Wie viel Aufmerksamkeit, Liebe, Geborgenheit oder Fürsorge gibst du anderen, jedoch nicht dir selbst?

KOPF

Organ steht für:
die Fähigkeit, zu ordnen, zu denken und zu fühlen. Klarheit, Erkenntnis, Weisheit, Ordnung, Selbstvertrauen. Die Fähigkeit, zu verstehen, wahrzu-

nehmen, zu empfinden. Ausgangspunkt unseres Spürbewusstseins. Vernetzung mit unserem gesamten Körper.

Seelische Bedeutung der Krankheiten:

Kopfschmerz, Überfülle, zu viel Denken. Grübeln schafft Verwirrung, Unordnung, aber auch Angst und Sorgen können unseren Kopf überlasten. Zu viel Überforderung, Kritiksucht, Kontrollzwang, Grübeln führen zu Kontaktverlust mit den eigenen Gefühlen und der Intuition.

Selbstheilungsfrage:

Ist es für dich besser / sicherer, zu denken, anstatt zu fühlen? Welches Ereignis, welche Gedanken halten dich fest?

GESICHT

Organ steht für:

Das Gesicht ist der Spiegel unseres Selbst, unserer Gefühle, Stimmungen, Lebensenergie und sogar unseres Lebensstils. Unser Gesicht ist ein wichtiger Teil unserer Identität. Es ist unsere Visitenkarte. Gesicht zeigen bedeutet auch, sich zu zeigen und einen eigenen Standpunkt einzunehmen, auch wenn unsere Mitmenschen anderer Meinung sind.

Seelische Bedeutung der Krankheiten:

Krankheiten, die unser Gesicht beeinflussen, haben sehr häufig etwas Beschämendes. Entzündungen und eitrige Hautausschläge haben eher einen Bezug zu unterdrückten Gefühlen von Ärger, Wut und Enttäuschung, wohingegen Rötungen und Ekzeme unsere Verletzlichkeit und Verwundung sichtbar werden lassen. Lähmungen im Gesicht zeugen von einer tiefen inneren oder äußeren Überforderung, die uns kollabieren lässt.

Selbstheilungsfrage:

Wer bist du und wie viel von dir zeigst du der Welt?

AUGEN

Organ steht für:
Sehen, Hinsehen, Erkennen und gesehen werden, die Schönheit des Lebens sehen können. Klarsehen, genau hinsehen, scharfsichtig sein, Zusammenhänge erkennen.

Seelische Bedeutung der Krankheiten:
Augen- und Sehprobleme weisen darauf hin, dass du Menschen oder Dinge nicht richtig erkennen kannst bzw. nicht fühlen kannst. Festgehaltene Trauer, Wut, Enttäuschung und andere Gefühle können sich in und um die Augen herum stauen und zu Verspannungen der vielen kleinen Muskeln um die Augen führen. Dadurch können wir schlechter sehen oder bekommen Schwellungen rund um die Augen.
Nicht hinsehen minimiert unseren Blickwinkel und unsere Sehkraft.

Selbstheilungsfrage:
Welches Gefühl darf nicht aus deinen Augen fließen? Liebe, Angst, Wut, Trauer, Sehnsucht?

OHREN

Organ steht für:
Hören, Hinhören und Verstehen. Gehört werden, Liebe geht durch die Ohren. Liebevolle Worte und herzliches Angenommensein durch liebevolle und wertschätzende Sprache. Entspannen durch Stille, Windrauschen, Meeresrauschen oder seelenvolle Musik.

Seelische Bedeutung der Krankheiten:
Ohrenschmerzen können ein Bedürfnis nach Rückzug anzeigen. Sie entstehen auch aus dem Gefühl von Ärger und Ohnmacht darüber, nicht gehört zu werden. Nicht auf die eigenen Gefühle hören, keine Pause machen, keine Grenzen setzen bzw. setzen können. Lärm bedeutet auch Stress.

Selbstheilungsfrage:
Liebe geht durch die Ohren. Was hörst du dir so den ganzen Tag an?

NASE

Organ steht für:
Riechen, im Kontakt mit der Umwelt sein. Der Duft des Lebens, Sinnlichkeit, betörende Düfte, Lebensfreude. Der Duft des Frühlings belebt die Sinne und den Körper. Orientierung, den »richtigen Riecher« haben. Riechen, was los ist, Unterscheidung zwischen gesund und ungesund, verdorben, giftig.

Seelische Bedeutung der Krankheiten:
Die Nase »voll haben«, Schnupfen und Nebenhöhlenentzündung erzeugen einen inneren Rückzug durch Benommenheit. Nichts mehr riechen können ist wie ein vorübergehender Kontaktabbruch. Überanstrengung, Überforderung, Ärger, Wut und Enttäuschung drücken sich über entzündliche Erkältungen aus. In den Nebenhöhlen finden sich sehr stark verdrängte Gefühle wie alte Angst, Not, Überforderung oder Verzweiflung durch alte traumatisierende Erlebnisse.

Selbstheilungsfrage:
Wozu ist deine verstopfte Nase gut?

MUND

Organ steht für:
Nahrung annehmen, selbstverständlich genährt werden, gesunde Nahrung, auch Liebe geht durch den Magen. Sich dem Leben gegenüber öffnen, voller Liebe, Vertrauen und Sicherheit. Unterscheidung von gesund und vergiftet (z. B. in Beziehungen). Sprechen und Sprache wird im Mund geformt, den Mund aufmachen für deine Bedürfnisse, gehört werden.

Seelische Bedeutung der Krankheiten:

Aphten, Hautausschläge im Mund weisen auf Probleme mit dem Thema Versorgung hin. Negative Erfahrungen und vergiftete Nahrung bzw. Mütterlichkeit, z. B. durch unbewusste Forderungen und Erwartungen. Aber auch Sprachlosigkeit, Angst und Erstarrung im Mund und im Gesicht durch Angst oder Schläge in diese Region.

Selbstheilungsfrage:

Wie ist dein Verhältnis zu deinen Bedürfnissen wie Hunger und Durst? Nimmst du sie ernst oder gehst du ihnen erst nach mehreren Anläufen nach?

ZÄHNE

Organ steht für:

gesunde Aggression, Biss haben im Leben, sich durchbeißen können, gesunde Durchsetzungsfähigkeit, Vitalität, Standfestigkeit. Gute Zahnpflege = Selbstachtung und Selbstliebe.

Seelische Bedeutung der Krankheiten:

Schlechte Zähne; Angst, sich abzugrenzen oder zuzubeißen; Schwäche; Schüchternheit; gärende Wut; es fault, es ist etwas faul. Negative Gefühle, die nach innen schlagen, gegen sich selbst. Sie behindern den eigenen Biss. Mundgeruch deutet auf unterdrückte Wut hin. Andere auf Abstand halten durch üblen Geruch.

Selbstheilungsfrage:

Darfst du im Leben auch mal kraftvoll zubeißen oder musst du immer höflich sein und deine Kraft runterdimmen?

HALS

Organ steht für:

Verbindung zwischen Kopf und Körper, Kontakt von Denken, Fühlen und

Kommunizieren. Sprechen, sich ausdrücken, die eigene Meinung und die eigenen Wünsche aussprechen, sich verständlich machen, gehört werden.

Seelische Bedeutung der Krankheiten:
Halsschmerzen und Stimmverlust weisen nicht nur auf Überforderung hin, sondern sehr oft auf Ärger darüber, nicht gehört oder verstanden zu werden. Dann entstehen Sprachlosigkeit, Stimmverlust oder ein Trauerkloß im Hals. Wut, Liebe und andere Gefühle sammeln sich im Hals, um ausgedrückt zu werden. Mit unserer Stimme können wir uns verständlich machen und Kontakt zu anderen aufnehmen.

Selbstheilungsfrage:
Welche Wahrheit hältst du zurück? Was traust du dich nicht zu sagen, zu fordern oder zu zeigen?

SCHULTER-NACKEN

Organ steht für:
Im Schulter-Nacken-Bereich zeigen sich Themen dazu, wie du im Leben stehst. Wie präsent bist du? Nimmst du deinen Platz ein? Wie sieht deine Bilanz von Geben und Nehmen aus? Bist du ein Gebertyp, der schlecht nehmen kann, oder brauchst du ganz viel und weißt nicht, wie du es zurückgeben kannst?

Seelische Bedeutung der Krankheiten:
Konflikt zwischen aufrichtig und belastbar sein oder sich ständig zu überlasten. Sich zu viel aufhalsen? Durchhalten, auch wenn du schon total müde bist. Das Gefühl, alles alleine machen zu müssen!

Selbstheilungsfrage:
Halst du dir zu viel auf? Wann hast du das letzte Mal um Hilfe gebeten?

ARME

Organ steht für:
Geben und Nehmen, Zugreifen, Verbindung zur Umwelt, Nähe und Distanz, eine Armlänge Abstand, spüren und gespürt werden, umarmen, Kontakt und Herzlichkeit, Ausgleich oder Mangel an Geben und Nehmen, nicht nehmen können.

Seelische Bedeutung der Krankheiten:
Verletzungen, Brüche oder Hautausschläge zeigen ein Problem im Bezug auf deine Handlungsfähigkeit und das Gleichgewicht von Geben und Nehmen. Hast du bisher Kontakt als schön sicher und angenehm empfunden oder fühlte es sich eher übergriffig an?

Selbstheilungsfrage:
Wann wurdest du zum letzten Mal herzlich umarmt?

ELLENBOGEN

Organ steht für:
Beweglichkeit, Abgrenzung, klare Kante zeigen. Die Ellenbogen werden oft durch die Arbeit mit der Computermaus überlastet sowie durch unbewusste innere Anspannung. Auch sie sind ein »Spannungsorgan«. Jedes Gelenk leidet unter Verspannungen, weil es dadurch aus »seiner Bahn« geworfen wird.

Seelische Bedeutung der Krankheiten:
Zurückgehaltener Impuls nach Veränderung, Abgrenzung, Nein-Sagen, Freiraum schaffen. Überlastung durch einseitige Bewegungen. Unbewusste Autoaggression, wenn du dir den Ellenbogen anstößt.

Selbstheilungsfrage:
Hast du einen verborgenen Wunsch nach Veränderung oder mehr Freiraum?

HÄNDE

Organ steht für:
Berührung, Halt geben und Halt finden, Unterstützung, eine Hand reichen, Wärme und Geborgenheit schenken, Kontakt und Sicherheit erfahren, sich die Hände reichen, von Herzen nehmen und geben können, Vertrauen und Kontakt.

Seelische Bedeutung der Krankheiten:
Handverletzungen: sich ins eigene Fleisch schneiden, anstatt deine eigene Wahrheit auszudrücken. Hautauschläge und Wundheit der Hände, Ekzeme (siehe auch Haut): Probleme mit Geben und Nehmen, weil du es nicht (besser) gelernt hast oder weil du es als gefährlich erlebt hast. Die Wundheit entspricht dem Schmerz über die Ablehnung.

Selbstheilungsfrage:
Gibt es derzeit ein Ungleichgewicht von Geben und Nehmen in deinem Leben?

BRUSTKORB

Organ steht für:
Atmung und Präsenz! Bist du da, bist du sichtbar in der Welt? Oder hältst du dich zurück? Und was hältst du zurück? Probleme im Bereich des Brustkorbs wirken sich sehr häufig auf die Atmung aus, aber auch auf Form und Größe.

Seelische Bedeutung der Krankheiten:
Im Brustkorb wird das spirituelle Herz verortet, der Sitz der Seele. Von hier aus fließt die Liebe in die Arme und die Hände. Hier haben wir tiefe Empfindungen, viele Gefühle steigen von hier aus auf in den Hals, um ausgedrückt zu werden.

Selbstheilungsfrage:
Bist du da? Kannst du dich der Welt zeigen, wie du wirklich bist? Oder glaubst du daran, dich immer ein bisschen kleiner machen zu müssen?

RÜCKEN

Organ steht für:
Die Themen rund um den Rücken haben mit Stabilität und Aufrichtung zu tun. Der »gute Vater« stärkt uns den Rücken. Ein Mangel an Unterstützung und zu frühe Überforderung, egal ob körperlicher oder emotionaler Natur, führen zu Fehlhaltungen, Verspannungen und Rückenbeschwerden.

Seelische Bedeutung der Krankheiten:
Stabilität, ein »starker Vater« steht im Rücken, Aufrichtigkeit, Tragkraft und Haltung zeigen! Emotionale Unterstützung, in Sicherheit aufwachsen und leben. Anlehnung, Rückenstärkung durch wohlwollende, liebevolle Unterstützung und Achtsamkeit. Rückenprobleme weisen auf dauerhafte Überforderung und Überlastung hin. Wenn du dich für andere verbiegst, dir immer zu viel zumutest. Aber auch keine Unterstützung annehmen können und das Gefühl, alles alleine tragen zu müssen.

Selbstheilungsfrage:
Für wen verbiegst du dich?

HALSWIRBELSÄULE

Organ steht für:
Die Halswirbelsäule ist sehr beweglich, sie dient als Brücke zwischen Kopf und Körper, sie ist flexibel und gleichzeitig stabil. Wenn sie überlastet wird, kann sie starke Schmerzen verursachen und uns restlos lahmlegen.

Seelische Bedeutung der Krankheiten:
Der Hals steht als Brücke zwischen Denken und Fühlen. Wir werden hals-

starrig, wenn wir etwas nicht fühlen wollen und wir diese Brücke blockieren. Viele tiefe und wahren Gefühle können uns im Nacken sitzen, aktuelle Probleme oder alte Überzeugungen, die dafür sorgen, dass wir uns zu viel aufhalsen!

Selbstheilungsfrage:
Wie viel Prozent deiner Aufmerksamkeit sind im Kopf beim Denken und Grübeln gebunden und mit wie viel Prozent bist du mit deinem Körper verbunden?

BRUSTWIRBELSÄULE

Organ steht für:
Selbstverständliche Aufrichtung, Herzlichkeit, Klarheit, Sicherheit, Herzebene im Körper. Beweglichkeit und Stabilität, Rückrad haben, aktiv am Leben teilnehmen.

Seelische Bedeutung der Krankheiten:
Die Vergangenheit nicht loslassen können, mit sich herumtragen, ein Buckel kann auf unterdrückte Wut und Enttäuschung im Rücken hinweisen. Aber auch Überspannung, weil du zu früh alleine auf dich gestellt warst. Mangel an Rückenstärkung, Geborgenheit und Unterstützung.

Selbstheilungsfrage:
Gibt es Ereignisse aus deiner Familiengeschichte, die du bis heute mit dir herumträgst? Die dich im wahrsten Sinne des Wortes bedrücken?

LENDENWIRBELSÄULE

Organ steht für:
Tragkraft, Urvertrauen in Becken und Beinen, Stabilität aus der eigenen Mitte, gute Anbindung an die Beine, gute Erdung im Leben.

Seelische Bedeutung der Krankheiten:
mangelnde Unterstützung, Strammstehen, dauernde Überforderung, kompensiert Erschöpfung und Müdigkeit, Lebensspannung, alte unbewusste Ängste und Gefühle von Verlassenheit. Sich selber tragen müssen.

Selbstheilungsfrage:
Welcher tiefe Glaube, welche tiefe Überzeugung lassen dich schon viele Jahre so unerbittlich strammstehen?

BEINE

Organ steht für:
In den Beinen sammelt sich sehr viel Spannung. Themen rund um das Gehen oder Bleiben. Die Spannung durch die Kampf-Flucht-Reaktion wirkt sich zu einem Großteil auf die Beine aus. Dazu unser tägliches Strammstehen, unser ganzer Ehrgeiz und das »Immer-für-andere-Dasein«.

Seelische Bedeutung der Krankheiten:
Balance, Vertrauen und Voranschreiten im Leben, festen Boden unter den Füßen spüren. Schmerzen und Verspannungen entstehen, wenn wir uns zu sehr anspannen und verbiegen. Wir kommen aus dem Gleichgewicht, humpeln oder können die Vergangenheit nicht loslassen. Bitterkeit, Lahmheit, Kraftlosigkeit, jeder neue Schritt verursacht Schmerzen.

Selbstheilungsfrage:
Was ist dein ganz persönlicher Klotz am Bein? Welcher Glaubenssatz, welche Überzeugung hindert dich am Voranschreiten?

OBERSCHENKEL

Organ steht für:
Kraft, Voranschreiten, Selbstvertrauen, im Leben stehen. Die Verbindung zur Beckenkraft, wie stehst du als Mann bzw. Frau im Leben.

Seelische Bedeutung der Krankheiten:
Schwellungen stehen für gestaute Gefühle wie Wut auf den Vater, Bitterkeit, Enttäuschung, Vergangenheit, aber auch nicht gefühlte Trauer und Angst. Unbeweglichkeit und Schwere weisen auf verdrängte Gefühle von Unsicherheit, Schwäche und mangelndes Selbstvertrauen hin. Auch hier behindert die Vergangenheit die Gegenwart.

Selbstheilungsfrage:
Welches Ereignis beschwert dich bis heute? Welche Gefühle stauen sich in deinen Oberschenkeln?

KNIE

Organ steht für:
Gleichgewicht zwischen Spannung und Entspannung, Balance zwischen Gehen und Stehen.

Seelische Bedeutung der Krankheiten:
Balance zwischen Gehen und Bleiben. Balance zwischen Vertrauen und Kontrolle, Angst vor Kontrollverlust, Strammstehen, übertriebene Disziplin, unbewusster innerer Druck, keine Balance finden.

Selbstheilungsfrage:
Wer jagt dich eigentlich? Gibt es einen inneren Konflikt, der verhindert, dass du dich ausruhen und entspannen kannst?

UNTERSCHENKEL

Organ steht für:
Tragen und Treten, Vorankommen, Beweglichkeit und Lebendigkeit.

Seelische Bedeutung der Krankheiten:
Unbewusster innerer Druck, der dich aus dem Gleichgewicht bringt.

Überlastung, Überspannung, Schmerzen durch falsche Belastung, z. B. bei Stress vermehrt auf den Zehenspitzen gehen.

Selbstheilungsfrage:
Welches Gefühl, welche Spannung sitzt in deinen Unterschenkeln und Waden? Welcher Impuls lässt dich verkrampfen.

FÜSSE

Organ steht für:
Bodenständigkeit, dein Kontaktpunkt zur guten Mutter Erde, Vertrauen und Urvertrauen in dein Leben und auf deinem Lebensweg. Einen Standpunkt im Leben haben und ihn vertreten.

Seelische Bedeutung der Krankheiten:
Spannung und Schmerzen, mangelndes Vertrauen, schlechte Erdung, wenig Verbindung zum Boden, zum Leben, zum Körper. Angst, voranzuschreiten; Angst, die Vergangenheit loszulassen.

Selbstheilungsfrage:
Wie oft am Tag stellst du deine Füße stabil und ganz entspannt auf den Boden?

BAUCH

Organ steht für:
Themen in der Bauchregion haben mit Versorgung, Nahrung und Mütterlichkeit zu tun. Krankheiten sind oft ein Zeichen der Abwesenheit dieser lebensnotwendigen Kräfte. Der Magen-Darm-Trakt ist durch das vegetative Nervensystem besonders eng mit unserem Erleben verknüpft. Themen wie Nahrung, Versorgung durch die »gute Mutter« und ein warmes Bäuchlein finden hier statt. Ein gutes Bauchgefühl, Wünsche und Bedürfnisse werden erfüllt. Satt werden, gesehen und geliebt werden, Heimat finden.

Seelische Bedeutung der Krankheiten:
Bauchschmerzen, Wut im Bauch, Leere im Bauch, Kontrolle und Selbst-kasteiung durch Diäten. Ablehnung von Nahrung/des Bauches durch Mangel bzw. Misstrauen der »guten Mutter« gegenüber. Unbewusste Angst, vergiftet zu werden durch Hass, Ablehnung oder unausgesprochene Erwartungen.

Selbstheilungsfrage:
Kannst du das Essen und das Leben genießen oder musst du deinen Genuss kontrollieren?

MAGEN

Organ steht für:
Nahrung annehmen, verdauen und loslassen. Nahrung aufschlüsseln, gesundes Gleichgewicht von Nahrung und Verdauungssäften.

Seelische Bedeutung der Krankheiten:
Sauer sein, übersäuert, Stress reizt den Magen. Zu viel Magensäure entsteht bei unbewusstem seelischen Hunger, zu wenig Magensäure bei unbewusster Verweigerung, Nahrung anzunehmen. Gute Mutter oder böse Mutter, gute oder schlechte Nahrung. Liebe oder Gift?

Selbstheilungsfrage:
Was macht deinen Magen so sauer? Ärger, Angst, Überforderung oder Verlassenheit?

ZWÖLFFINGERDARM

Organ steht für:
Der Zwölffingerdarm ist belastbar, fleißig und gründlich. Er schlüsselt die Nahrung weiter auf. Hier kommen nun die Verdauungssäfte der Bauchspeicheldrüse und der Galle hinzu. Alles, was die Salzsäure aus dem Ma-

gen nicht geschafft hat, wird jetzt endgültig von diesen beiden starken Verdauungssäften zersetzt, damit es verdaut oder ausgeschieden werden kann. Es geht um das Trennen, Bewahren und Aussortieren.

Seelische Bedeutung der Krankheiten:
Ein Zwölffingerdarm-Geschwür entsteht durch dauerhafte Überlastung und ungesunde Nahrungs- und Lebensgewohnheiten. Selbstschädigung durch »die schnelle Lösung«, z. B. Kaffee und Junk Food, um weiter funktionieren zu können, anstatt einer gesunden Pause.

Selbstheilungsfrage:
Bist du dir eine gesunde Pause wert?

DARM

Organ steht für:
unser »Bauchgehirn«, Unterscheiden zwischen Gut und Böse, Verdauen, Trennen, Loslassen, im Fluss bleiben zwischen Vergangenheit und Zukunft. Geduld, Abwägen, Lebenskraft und Lebendigkeit durch gesunde Ernährung. Selbstliebe und gute Selbstversorgung. Alles hat seine Zeit, alles braucht seine Zeit. Gründlichkeit bei der Arbeit.

Seelische Bedeutung der Krankheiten:
Verstopfung bedeutet festhalten, nicht loslassen können von aktuellen Gefühlen, aber auch von alten, von der Vergangenheit. Festhalten aus einer unbewussten Angst vor Mangel und auch Angst vor seelischem Mangel und Verlassenheit. Durchfall bedeutet, nichts festhalten zu können sowie dass der Körper sich bei Vergiftungen durch den Durchfall selbst reinigt. Chronischer Durchfall kann mit unterbewusster Ablehnung von Nahrung bzw. Ablehnung der Mutter zu tun haben, mit der unbewussten Angst, vergiftet zu werden oder es nicht mehr ertragen zu können. »Alles fallen lassen«, unerträgliche Verhältnisse, Überforderung, Angst, seelische Einsamkeit.

Selbstheilungsfrage:
Welches Gefühl oder welchen Lebensumstand kannst du nicht mehr ertragen? Gibt es etwas loszulassen oder festzuhalten?

BECKEN

Organ steht für:
Unser Becken spiegelt Themen rund um unsere Lebendigkeit wider. Bist du gut verbunden mit deiner Mitte? Darf deine Lebenskraft fließen, dürfen deine Sexualität und Lebenskraftkraft dir Energie schenken? Das Becken bildet das Zentrum des Körpers, es ist ein Kreuzungspunkt des Körpers, die Körpermitte. Hier fließen und treffen sich unsere Kräfte, hier spüren wir unser Chi, unser Urvertrauen. Mit dem Becken können wir Leben schenken und Leben empfangen. Hier erleben wir große Gefühle von Existenz bis Ekstase.

Seelische Bedeutung der Krankheiten:
Beschwerden im Becken können mit Existenzangst zu tun haben oder mit einer unbewussten Weigerung, am Leben teilzunehmen. Übertriebene Kontrolle blockiert unser Gleichgewicht und unsere natürliche Vitalität. Beschämung in diesem Bereich, Traumata und Gewalterfahrungen führen zu tiefen Ängsten und Verspannungen, die alle Funktionen des Beckens einschränken können. Das kann alle Bereiche betreffen, von der Verdauung über Rückenschmerzen bis hin zu sexuellen Störungen.

Selbstheilungsfrage:
Wie gut bist du verbunden mit dem Leben, darfst du Leben schenken und empfangen? Wie gut bist du geerdet?

BLASE

Organ steht für:
Auffangbecken, Festhalten und Loslassen, Reinigung und Entgiftung. Die

Blase ist ein sehr strapazierfähiges und geduldiges Organ. Eine gesunde Blase nehmen wir nicht wahr. Fest und dehnbar zugleich kann sie eine Menge Urin stauen, aber auch viele Gefühle. Durch die Nähe der Blase zu unseren Geschlechtsorganen wirkt ihre Funktionalität in diesen Bereich mit hinein.

Seelische Bedeutung der Krankheiten:
Blasenentzündung bedeutet eine deutliche Grenze. Sie macht oft Gefühle sichtbar, die wir bewusst nicht wahrnehmen wollen oder dürfen. Überreizung, Loslassen tut weh und nicht loslassen können. »Honeymoon-Syndrom« (Blasenentzündung nach häufigem Geschlechtsverkehr) ist auch eine Blasenentzündung durch Überreizung. Wenn wir einfach die Finger nicht voneinander lassen können, zieht die Blase die Grenze. Aber auch Ärger oder Empörung können durch die Blase sichtbar werden, z. B. wenn dein Partner dich zu sehr reizt.

Selbstheilungsfrage:
Welche wichtige Grenze übergehst du? Warum muss dein Körper für dich die Grenze ziehen?

GESCHLECHTSORGANE

Organ steht für:
Liebe, Hingabe, würdevolle Sexualität, Vertrauen, Ekstase, Lebendigkeit. Unsere Liebes- oder Geschlechtsorgane sind der einmalige Ort, wo wir unserem Leben und unserer Lebendigkeit ganz direkt begegnen können. Wir können tiefe Liebe und Verbundenheit erleben, große Lust und Leidenschaft. Von sanft bis ekstatisch ist alles möglich. Sie sind die Brücke zum Leben, sie können Leben empfangen und schenken.

Seelische Bedeutung der Krankheiten:
Sexuelle Störungen, Fragen nach Nähe und Distanz, Vertrauen und Hingabe. Kann ich mich hingeben, festhalten und loslassen? Kannst du meine

Grenzen würdigen? Kann ich dir vertrauen? Entzündungen und andere Beschwerden in diesem Bereich sind ein klares »Stoppschild«! Gleichermaßen bei Männern wie bei Frauen. Auch hier können tiefe alte Spannungen für Störungen in allen Bereichen sorgen. Erfüllende Sexualität entsteht, wenn wir uns unserer Liebe füreinander, der Spannung und Ladung, hingeben können. Ihr erlauben anzusteigen wie eine Welle, bis sie brechen kann, uns überflutet und mit Lebendigkeit und Liebe durchströmen darf. Sie macht uns größer und weiter. Sie verbindet uns mit etwas Größerem, mit dem puren Leben.

Selbstheilungsfrage:
Kann ich meine Grenzen würdigen und kannst du meine Grenzen würdigen?

LUNGE

Organ steht für:
Atmung, Kontakt zum Leben, Lebendigkeit, Präsenz, Raum nehmen in der Welt. Sauerstoff fördert den Stoffwechsel, gibt Kraft und unterstützt die Entgiftung des Körpers. Tiefe Atmung oder flache Atmung? Wie viel Lebendigkeit erlaubst du dir? Nutzt du dein ganzes Lungenvolumen oder nicht? Kontakt zur Umwelt, Sprechen, Singen, Lebenslust, Beziehungen gestalten.

Seelische Bedeutung der Krankheiten:
Allergie oder Asthma beeinträchtigen die Lebendigkeit. Sie rauben uns die Luft zum Atmen, versetzen uns in Angst und machen uns eng. Ohne die Luft zum Atem wird unsere Kommunikation erschwert, es fällt uns schwer, zu sprechen, uns auszudrücken und unseren Raum einzunehmen.

Selbstheilungsfrage:
Wie viel Raum steht dir zu? Wie gestaltest du deine Beziehungen? Kannst du dich äußern?

HERZ

Organ steht für:

Liebe, Verbundenheit zum Leben, Urvertrauen, Selbstliebe, das Leben lieben, Verbindung zum Leben, unser Puls des Lebens. Aus vollem Herzen leben und lieben, dem Leben trauen, deinem Gefühl vertrauen, deinem Herzen folgen. Herzlichkeit, sich der Liebe hingeben und dem Fluss des Lebens, Verbundenheit mit anderen, im Takt mit dem Leben sein.

Seelische Bedeutung der Krankheiten:

Stress setzt das Herz unter Druck. Gefühle erzeugen Druck im Herzen, Zeitdruck und der Druck, die Gefühle kontrollieren zu müssen, spielen ebenfalls eine Rolle. Wenn wir Gefühle nicht fühlen dürfen oder ausdrücken können, entsteht eine innere Angst, zu scheitern. Unverbundenheit mit sich und anderen. Bluthochdruck zeugt von vielen unterdrückten Gefühlen, besonders Ärger, Trauer und Ängste, Verlassenheit, Enttäuschung und Scheitern. Wenn das Herz bricht vor Kummer. Das Herz bleibt leer, unberührt, ungeliebt, ein kaltes Herz, Lieblosigkeit, Depression, Einsamkeit, einsame Entscheidungen treffen. Das »Broken-Heart-Syndrom« oder auch »Stress-Kardiomyopathie« ist eine lebensgefährliche krampfartige Herzkrise, die durch eine Überflutung mit Stresshormonen entsteht, tritt oft in schweren Lebenskrisen auf, daher der Name.

Selbstheilungsfrage:

Wie oft hörst du auf dein Herz?

BAUCHSPEICHELDRÜSE

Organ steht für:

Liebe und Anerkennung, das richtige Maß, Blutzucker erhält unsere Leistungsfähigkeit. Liebe bedeutet auch angenommen sein, willkommen sein. Liebe motiviert uns. Dann können wir das Leben lieben, fühlen uns gesehen und geliebt. Wir neigen uns dem Leben und der Liebe zu. Das Leben und die Liebe genießen.

Seelische Bedeutung der Krankheiten:
Krankheiten der Bauchspeicheldrüse, Diabetes, Überlastung durch Stress.
Erschöpfungsessen: Zucker, bringt verbrauchte Energie scheinbar sofort
zurück. Jedoch auf Kosten der Bauchspeicheldrüse. Raffinierter Zucker
ist ein Symbol für Leistung anstatt für Liebe! Ersatzbefriedigung für echte
Entspannung, Liebe und Geborgenheit. Sucht nach Anerkennung, Liebe
und Geborgenheit. Die Bauchspeicheldrüse wird durch übermäßigen Al-
kohol- und Drogenkonsum sehr stark geschädigt.

Selbstheilungsfrage:
Suchst du Anerkennung durch Leistung oder Liebe durch echte persönliche Wertschätzung?

LEBER / GALLE

Organ steht für:
Kraftwerk des Körpers. Die Leber hat sehr vielfältige Aufgaben und fast
unendliche Möglichkeiten, den Körper zu unterstützen, zu stärken und zu
heilen. Sie stellt die Energie bereit für unser alltägliches Leben. Sie hilft bei
der Verdauung, der Entgiftung und Wundheilung und hält uns sogar seelisch im Gleichgewicht. Damit wir »frei von der Leber weg« leben können.
Die Leber ist ein sehr kraftvolles Organ und schafft es über einen sehr langen Zeitraum, unsere »Sünden« in Form von ungesundem Essen, Alkohol,
Drogen oder Zucker auszugleichen.

Seelische Bedeutung der Krankheiten:
Wenn sie überlastet ist, werden wir erst grimmig, cholerisch, dann erschöpft und kraftlos. Ärger, Groll und Bitterkeit sind Gefühle, die der Leber zusetzen und durch eine geschwächte Leber ausgelöst werden. Eine
erschöpfte Leber äußert sich durch ein ausgesprochen großes Bedürfnis
nach Zucker oder Alkohol (Liebe und Anerkennung). Das bedeutet, dass
Stress und Erschöpfung über den hohen Zuckerkonsum zusätzlich die
Bauchspeicheldrüse erschöpfen. Autoaggressives, selbstschädigendes Ver-

halten schwächt unser Kraftwerk und damit auch unsere Widerstandskraft im Leben.

Selbstheilungsfrage:
Warum vernichtest du so viel von deiner wertvollen Kraft durch einen ungesunden und auslaugenden Lebensstil? Wer oder was verhindert, dass du erblühst und dein volles Potenzial entfaltest?

NIEREN

Organ steht für:
Das Blut filtern, reinigen. Das Unbrauchbare vom Wertvollen trennen. Unterscheiden können von gesund und wertvoll, giftig und verletzend, zwischen Festhalten und Loslassen. Die Nieren brauchen genug Flüssigkeit und einen gewissen Druck, damit das Filtersystem funktioniert. Sie arbeiten stetig mit einer geballten, gestauten und ruhigen Kraft. Nur wer sich selbst gut kennt, kann sich von anderen unterscheiden, loslassen oder neu verbinden. Deshalb gilt die Niere als Symbol für unsere Unabhängigkeit.

Seelische Bedeutung der Krankheiten:
Nierenkrankheiten entstehen durch Ängste und Konflikte, die mit zu viel oder zu wenig Loslassen, Lösen und Trennen zu tun haben. Zu viel Druck entsteht durch die Angst, etwas falsch zu machen. Auch Versagensangst finden wir im Zusammenspiel mit der Niere. Wer Angst hat, traut sich nicht, sich zu zeigen oder zu trennen, traut sich nicht »anders« zu sein, sich herauszufiltern. Wenn die Nieren krank sind, schwinden unsere Kräfte. Im schlimmsten Fall vergiften wir von innen. Dann werden wir an ein Gerät angeschlossen, das die Arbeit übernimmt, die wir uns nicht getraut oder nicht geschafft haben zu tun: Unterscheiden, Trennen und Loslassen.

Selbstheilungsfrage:
Welche Angst verhindert dein Glück und deinen Erfolg?

Organ steht für:

Die Schilddrüse ist unser zentrales Stoffwechselorgan. Eine gesunde Schilddrüse bemerken wir im Normalfall gar nicht. Wir fühlen uns rundum wohl, haben genug Energie und Lebenslust. Wir können aktiv am Leben teilnehmen, ohne auszubrennen. Alles ist im Lot, wir fühlen uns zentriert in unserer Mitte. Die Forschung hat einen Zusammenhang zwischen frühen traumatischen Erlebnissen festgestellt – mit viel Angst und einem mangelnden Gefühl von Geborgenheit und Schutz – und Schilddrüsenerkrankungen und Autoimmunkrankheiten (Hashimoto). Deshalb sollten solche frühen Erfahrungen bei der Therapie immer mitberücksichtigt werden.

Seelische Bedeutung der Krankheiten:

Eine Schilddrüsenüberfunktion bedeutet, immer in Alarmbereitschaft zu sein. Ein Leben unter sehr hoher Anspannung. Der Körper befindet sich ständig im Turbogang. Als würden wir in Angst und Schrecken erstarrt sein. Die Schilddrüse kann sich sogar vergrößern (Kropf), um diesem Tempo standzuhalten. Eine Schilddrüsenunterfunktion führt zu einem Rückzug vom Leben. Alles verlangsamt sich. Wir sind müde und energielos, der Stoffwechsel verlangsamt sich, sodass wir unter anderem frieren, uns schlecht konzentrieren können und immer dicker werden. Hier zeigt sich ein Zustand der Resignation, die Betroffenen können kaum noch am Leben teilnehmen. Die Schilddrüse ist durch dauerhafte Überforderung ausgelaugt oder hat sich aufgelöst. Bei manchen bildet sich ein Kropf, weil der verbliebene Rest der Schilddrüse es nicht mehr schafft, alles im Lot zu halten. Die Hashimoto Thyreoiditis ist eine entzündliche Autoimmunkrankheit, bei der die Abwehrzellen das eigene Schilddrüsengewebe angreifen. Der Patient erlebt erst Symptome der Überfunktion, wenn durch das Absterben des Gewebes plötzlich sehr viele Hormone frei werden. Danach entsteht eine Unterfunktion, da die Schilddrüse durch den Gewebeverlust nicht mehr genug Hormone herstellen kann. Diese Krankheit ist weit verbreitet, wird aber oft mit anderen Krankheiten verwechselt, wie

z. B. Depression, Schilddrüsenunterfunktion, Wechseljahresbeschwerden oder Burnout.

Selbstheilungsfrage:
Kennst du deine gesunde Mitte? Oder fällt es dir schwer, in deiner Mitte anzukommen und zu bleiben?

SYMPTOME UND IHRE SEELISCHE BEDEUTUNG

Obwohl ich in diesem Abschnitt bestimmte Themen und Inhalte von psychosomatischen Krankheiten kategorisiere, ist es doch ganz besonders wichtig, jede Krankheit und jede Krankengeschichte vollkommen individuell zu betrachten. Deshalb nimm dir die Zeit, um deine Geschichte und dein Symptom wirklich ganz aufmerksam und wohlwollend zu betrachten.

Lass dich überraschen, was dein Körper dir mit seinen Symptomen wirklich sagen will!

GRIPPE- UND KRANKHEITSGEFÜHL

Kennst du das? Du fühlst dich schlapp mit Kopf- und Gliederschmerzen, hast das Bedürfnis nach Rückzug und Schlaf, vielleicht kommt auch noch ein Schnupfen oder Husten dazu? Diese Symptome entstehen nicht, weil wir krank sind, sondern sie sind Teil eines ausgeklügelten Selbstheilungsplans! In der Fachwelt werden diese Symptome unter dem Begriff »Sickness behaviour« zusammengefasst.

Das »Sickness behaviour« bekommen wir, wenn unser Immunsystem alle Energie braucht, um unsere Gesundheit wiederherzustellen.

Das Immunsystem schlägt Alarm, wenn es eine große Anzahl Angreifer wie Bakterien oder Viren entdeckt hat, die es nicht mit seiner normalen Präsenz bekämpfen kann oder wir einen Unfall hatten und es viel zu »reparieren« gibt. Dann sendet das Immunsystem eine biochemische Botschaft an das Gehirn und beeinflusst so unsere Wahrnehmung. Wir fühlen uns plötzlich schlapp und müde und wollen nur noch ins Bett. Die Kopf- und Gliederschmerzen bremsen uns zusätzlich aus, damit wir das »Schlachtfeld« dem Immunsystem überlassen und es nicht bei seiner wichtigen Arbeit stören.

Aber was machen wir?

Die Menschheit hat eine Vielzahl an Medikamenten entwickelt, die dieses sehr effektive Selbstheilungsprogramm »Sickness behaviour« unterdrücken und aushebeln, damit wir weiter funktionieren können. Weil wir uns eine Welt geschaffen haben, in der wir alle unabkömmlich scheinen. Was macht das aber mit unserer Gesundheit?

Wenn wir unser Immunsystem immer wieder an der Arbeit hindern bzw. unterdrücken durch Medikamente oder krank zur Arbeit gehen, weil uns jemand beigebracht hat, dass das heldenhaft ist und sein muss, schwächen wir maßgeblich unser Immunsystem. Wenn das Immunsystem nicht richtig arbeiten kann, um Bakterien und Viren durch intensive Fieberattacken und Abwehrzellen innerhalb weniger Tage zu eliminieren, dauert es viel länger, bis wir wieder richtig gesund sind. Wir erzeugen also einen gegenteiligen Effekt!

Wer immer wieder zu solchen Medikamenten greift, um seine Selbstheilungskräfte zu unterdrücken, läuft Gefahr, dass die Bakterien und Viren immer stärker werden. Sie können dann tiefer in den Körper eindringen und wir werden immer kränker. Es entsteht ein Kreislauf, bei dem zunächst dieselben Symptome alle paar Wochen erneut auftauchen. Es kann aber auch passieren, dass aus einem Schnupfen ein Husten wird und daraus eine Bronchitis.

Wir öffnen also unbeabsichtigt Tür und Tor für die Angreifer, anstatt unseren Selbstheilungskräften zu vertrauen! Noch kraftvoller ist es, wenn du deine Selbstheilungskräfte bei ihrer Arbeit unterstützt, dich ins Bett legst oder einen stärkenden Erkältungstee trinkst und dir in jeder Hinsicht Ruhe gönnst und z. B. auch elektronische Geräte beiseitelegst.

Die seelische Bedeutung von Krankheiten, die das »Sickness behaviour« auslösen, hat viel mit Ruhe, Rückzug und Erholung zu tun. Bakterien und Viren überwältigen unseren Körper meistens dann, wenn wir »die

Nase voll haben«, wenn irgendetwas zu viel ist oder wir uns über einen längeren Zeitraum verausgabt haben. Wie wir in Kapitel 2 gesehen haben, wird durch Dauerstress eine Gegenregulation ausgelöst, die das aufgepeitschte Immunsystem drosselt. Deshalb führt Dauerstress langfristig zu einer Unterdrückung des Immunsystems und wir werden am Ende von intensiven Arbeitsphasen oder Lebenskonflikten krank.

»Sickness behaviour« ist also nicht nur ein Zeichen dafür, dass wir von Bakterien angegriffen werden, sondern in unserer Zeit auch sehr häufig ein Zeichen dafür, dass wir etwas übertrieben haben. Wir bekommen dann von unserem Immunsystem eine Zwangspause verordnet, die uns die fehlende Ruhe schenkt. Damit Körper, Seele und Geist sich tief erholen können, sodass wir geheilt und erneuert daraus hervorgehen.

Was hält dich davon ab, dich auszuruhen? Was sagt dein innerer Antreiber? Warum darfst ausgerechnet du keine Schwäche zeigen? Ein geschwächtes Immunsystem ist auch nicht in der Lage, z. B. alle mutierten Zellen zu entdecken und uns auf diese Weise vor Krebs zu beschützen. Auch wenn es im ersten Moment wie eine Bagatelle wirkt, eine Erkältung zu unterdrücken, auf Dauer schadest du deinem Körper außerordentlich, besonders wenn es zum Standardprogramm bei Erkältungen und anderen Erkrankungen wird.

ENTZÜNDUNGEN

Entzündungen sind dazu da, Eindringlinge wie Bakterien oder Viren und Fremdkörper aus unserem Körper herauszubefördern. Dadurch schützen sie uns vor Eindringlingen. Auch Entzündungen verbrauchen viel Energie, weshalb wir uns dabei meistens schlapp fühlen.

Entzündungen beschützen also unsere gesunden Grenzen! Deshalb stellen entzündliche Krankheiten die Frage, ob du deine Grenzen angemessen beschützt oder nicht? Kannst du deine Empörung, deine Enttäuschung oder deinen Ärger äußern?

Entzündungen entstehen auch durch Reizung. Wer oder was reizt dich? Wem müsstest du mal etwas husten? Wem gegenüber empfindest du Groll, unterdrückten Ärger oder Enttäuschung? Gelenke können sich entzünden, wenn in ihrem Inneren etwas schiefläuft, durch zu viel Druck, Überlastung und falsche Belastung, weil wir uns für andere verbiegen. Der Ort der Entzündung verrät dabei etwas über das Thema oder die Ursache.

Chronische Entzündungen entstehen auf der Grundlage von Dauerstress und sehr altem Gram und Schmerz. Wenn wir es immer wieder versäumen, gut für uns zu sorgen, indem wir mit freundlicher Klarheit unsere Grenzen deutlich machen und unsere Bedürfnisse äußern, entsteht dauerhaft biochemischer Stress im Körper.

Gram und Schmerz begegnen wir z. B. bei Rheuma oder Fibromyalgie. Diese schmerzhaften Krankheiten scheinen die Erinnerung an schmerzvolle Erfahrungen wie Verlust, Verlassensein, nicht gesehen oder nicht geliebt werden zu bewahren. Das Leben tut weh, die Entzündungen sitzen wie tiefe Blockaden im Körper und machen jeden Schritt schwer, jede Vorwärtsbewegung, jede Entwicklung, sie behindern jede Freiheit. Frage dich, welche Erfahrungen aus deiner Vergangenheit kannst du nicht loslassen? Welche Gefühle oder alte Verletzungen blockieren bis heute deine Lebendigkeit? Welcher ungelöste innere Konflikt behindert bis heute deine seelische Freiheit und deine wahre Kraft?

Autoimmunkrankheiten sind Entzündungsreaktionen, die sich gegen den eigenen Körper richten. Darin sehen wir ein Phänomen unserer Zeit. Dauerstress peitscht das Immunsystem übermäßig auf. Die Gegenregulation habe ich schon beschrieben, zunächst wird das Immunsystem gedrosselt. Wenn das aber nicht mehr möglich ist, weil der Stress zu groß ist und einfach nicht aufhört, wendet sich das Blatt und die körpereigenen Abwehrzellen greifen den eigenen Körper an. Wenn wir bedenken, dass ein stressiges Ereignis 72 Stunden braucht, um komplett abgebaut zu werden, ist es kein Wunder, dass es heute so viele Autoimmunkrankheiten gibt.

Hashimoto, die entzündliche Erkrankung der Schilddrüse, ist ein gutes Beispiel dafür. Hier greifen die Abwehrzellen das Gewebe der Schilddrüse an. Beim Absterben der Zellen werden dann plötzlich viele Schilddrüsenhormone frei, der Körper erleidet in dieser Phase eine Schilddrüsenüberfunktion. Wenn das Gewebe abgestorben ist, fällt der Körper in eine Schilddrüsenunterfunktion.

Dann sehen wir einen Körper, der in Folge von Überforderung hin- und herschwankt und seine gesunde Mitte verloren hat. Das ist auch in den meisten Fällen das Thema der Krankheit. Der Verlust der eigenen Mitte durch überfordernde und strapaziöse Lebenserfahrungen.

Die Forschung konnte inzwischen eine Verbindung herstellen zwischen Autoimmunkrankheiten und früheren Traumata bzw. fehlender seelischer Geborgenheit in Kombination mit Angst und Gewalterfahrungen. Unter solchen Bedingungen kann sich das Immunsystem gar nicht vollkommen entwickeln, gleichzeitig wird es viel zu früh mit Stress und Angst konfrontiert, sodass ein Mensch mit einer solchen Lebensgeschichte insgesamt weniger stressresistent ist und eher eine Autoimmunkrankheit entwickelt. Die Heilung braucht Zeit und sehr viel Achtsamkeit. Gleichzeitig muss ein Ventil für die unterdrückten Gefühle von Wut, Enttäuschung oder Hass entwickelt werden, damit wir sie nicht länger festhalten müssen.

SCHWELLUNGEN / ÖDEME

Wasser wird symbolisch mit Gefühlen in Verbindung gebracht. Wenn Wasser bzw. Gefühle im Fluss sind, fühlen wir uns gut. Es gibt im übertragenen Sinne keine Überschwemmungen und keine Dürre. Schwellungen im Körper, egal ob um die Augen herum oder Wasseransammlungen in den Oberschenkeln, weisen uns häufig auf nicht gefühlte und gestaute Gefühle hin. Da Gefühle unser biochemisches Gleichgewicht verändern, beeinflussen sie auch unseren Stoffwechsel. Wasseransammlungen in bestimmten Körperregionen weisen auf ein Thema hin, dass hiermit verbunden ist. Das Wasser bzw. die im Wasser gelösten Giftstoffe und Säuren sollten eigentlich vom Körper ausgeschieden werden. Ödeme weisen darauf hin, dass hier etwas gestaut ist oder festgehalten wird, was gar nicht mehr gebraucht wird und dem Körper auch nicht mehr guttut. Was hältst du fest? Welches alte Zeug, welche alten Gefühle wie Angst, Wut, Trauer hältst du unbewusst fest, anstatt sie abfließen zu lassen? Vor welchem Gefühl drückst du dich?

Bei manchen Menschen ist es auch, als würde der Körper aus Angst vor einem Mangel alles festhalten. Ich habe es einmal bei einer Fastenkur erlebt, dass eine Patientin während der Fastenzeit zunahm, indem der Körper Wasser einlagerte und erst nach der Fastenzeit loslassen konnte und abnahm. Daran können wir sehen, wie tief Gefühle und Themen wie körperlicher und seelischer Mangel in unserem System vergraben sein können.

Was muss endlich gefühlt werden, damit in deinem Körper und deiner Seele alles wieder in Fluss kommt?

Wasseransammlungen in den Oberschenkeln haben mit Gefühlen rund um den Vater zu tun. Sie weisen darauf hin, dass es dir schwerfällt, im Leben voranzuschreiten oder bestimmte Ereignisse aus deiner Vergangenheit loszulassen. Es kann die Wut auf den Vater sein, der vielleicht abwesend oder respektlos war, oder eine lange gehütete Trauer über einen zu frühen Abschied. Auch die unerfüllte Sehnsucht nach dem Vater oder einem geliebten Partner kann sich hier stauen und damit die Frage nach deiner weiblichen oder männlichen Identität und deiner gelebten Weiblichkeit bzw. Männlichkeit aufwerfen.

Schwellungen der Fußgelenke haben in der Regel ihre Ursache in einer Herzschwäche und sollten unbedingt vom Arzt begutachtet werden! Du solltest dich auch selbst fragen: »Was liegt mir auf dem Herzen? Welche Gefühle stauen sich in meiner Seele und in meinem Körper? Was bedrückt mich so sehr, dass es mein Herz schwächt?«

ALLERGIEN

Auf der psychosomatischen Ebene könnte man Allergien als Stellvertreterkriege bezeichnen, denn das Immunsystem zeigt eine feindliche Reaktion auf an sich harmlose Substanzen. Bist du allergisch auf den Frühling, auf das Glück, den Neuanfang? Warum treibt der Frühling, der Neubeginn dir die Tränen in die Augen? Was hast du erlebt oder auch nicht erlebt? Besonders bei Allergien lohnt es sich, nach den bewussten und unbewussten Auslösern zu suchen, denn hier sind Immunsystem und Gefühle besonders stark verbunden.

Es zeigt sich hier ein unbewusster seelischer Konflikt zwischen dem, was wir gebraucht hätten, und dem, was wir bekommen haben, zwischen Glück und Not. Wenn du besonders früh im Leben schlechte Erfahrungen mit Nähe gemacht hast, kann es sein, dass dein biochemisches System später allergisch auf Nähe und Liebe reagiert oder auch auf den Frühling. Denn mit dem Frühling erwachen in jedem Menschen unsere ganz archaischen, biologischen Frühlingsgefühle, andere Hormone fließen durch unsere Adern und die Kraft des Neuanfangs wird aktiviert. Die alte Not oder Verlassenheit wird damit wieder spürbar, wenn auch bei vielen Heuschnupfenpatienten zunächst unbewusst.

Die alte Not treibt uns die Tränen in die Augen, lässt unsere Sinnesorgane zuschwellen und schottet uns so gleichzeitig von Schönem ab!

Die Haut hat mit Körperkontakt, Zärtlichkeit und Sinnlichkeit zu tun. Sie registriert aber auch das Gegenteil, Abwesenheit, Grobheit, mangelnden Kontakt und das Gefühl von Verlorenheit. Hautausschläge und Allergien werfen die Frage nach diesen Themen auf. Wie sind / waren deine Erfahrungen mit Körperkontakt, Sicherheit, Zärtlichkeit und Sinnlichkeit? Was brauchst du, um dich in deiner Haut wohlzufühlen? Reagierst du allergisch auf Nähe, Körperkontakt oder Haare von verschmusten Katzen oder Hunden, die dir in ihrer unverstellten Art ihre Freundlichkeit und Liebe zeigen? Was passiert mit dir, wenn du heute das bekommst, was du damals so dringend gebraucht hättest?

Wenn wir Allergien durch die Brille der Forschung der PNI betrachten, kommt noch eine weitere Ebene hinzu. Denn unser biochemisches Stresssystem wird nicht nur durch unbewussten Stress und verborgene Gefühle belastet, sondern auch durch unseren allgemeinen täglichen Stresspegel. Was dann zur Folge hat, dass unser überdrehtes Immunsystem, ähnlich wie bei Autoimmunkrankheiten, überreagiert und in diesem Falle eine allergische Reaktion auslöst.

Auf Grundlage dieser Forschungsergebnisse der PNI haben Ärzte der Deutschen Gesellschaft für Psycho-Allergologie e. V. in Hamburg zusammen mit der Fachhochschule Hildesheim schon 1998 ein neuartiges Behandlungsprogramm für Allergiker entwickelt, bei dem die Teilnehmer Tiefenentspannung, Musikmeditation und verschiedene Techniken der Selbsthypnose erlernen. Schon in der ersten Studie konnte ein überraschender Erfolg verzeichnet werden, denn bei 80 % der untersuchten Teilnehmer schwächten sich die allergischen Symptome deutlich ab. Die Medikamente konnten im Schnitt auf ein Achtel der vorherigen Menge reduziert werden.

Auch hier zeigt sich, dass durch Beruhigung, Entspannung und das Gefühl von Selbstwirksamkeit der biochemische Stresspegel signifikant gesenkt werden konnte und damit die überschießende allergische Reaktion abgefangen wurde.

ERSTARRUNG

Wir können in Trauer erstarren, in Verzweiflung, in Rachegelüsten oder in Ohnmacht. Wenn wir über Jahre hinweg lieblos behandelt werden, aber auch wenn wir einen bestimmten Impuls oder Wunsch immer wieder unterdrücken, weil wir glauben: »Es muss so sein.«

Dann erstarren wir in einer Haltung, einer veralteten Lebenseinstellung oder einem Wertesystem, das uns nicht guttut. Mit der seelischen Erstarrung erstarren nicht nur unser Rücken, unsere Hände oder unser Gesicht, sondern auch unser Verhalten, unser Denken und unsere emotionale Freiheit.

Körper und Seele erstarren auch durch Gewalt oder das Miterleben von Gewalt, z. B. bei einem Überfall. Um sich selbst vor den überwältigenden Gefühlen von Angst, Ohnmacht oder der eigenen Aggression zu schützen, riegelt unser Nervensystem unsere Wahrnehmung ab. Menschen, die traumatisiert wurden, brauchen gute Unterstützung, um wieder »in Fluss« zu kommen.

Unsere Gelenke können erstarren, unser Rücken und die Atmung. Die Atmung bzw. das Zwerchfell erstarrt im Stress bei dem Versuch, alles zu kontrollieren, und dem Bemühen, alles durchzustehen. Die Knie erstarren durch Überlastung. Dabei können bei Überbeanspruchung und zu viel Druck Mikroentzündungen im Gelenk entstehen, die sehr schmerzhaft sind und uns zum Ausruhen zwingen. Der Rücken beugt sich unter der Überforderung und wird dadurch immer unbeweglicher, bei manchen sogar krumm.

Emotional erstarren wir als Babys in Haltlosigkeit, wenn keiner für uns da ist und wir uns viel zu früh selbst halten müssen. Diese tiefen Verspannungen begleiten uns oft ein Leben lang und tauchen besonders in stressigen oder emotional belastenden Situationen wieder auf.

Als Erwachsene erstarren wir, wenn uns eine Situation restlos überfordert, wie z. B. eine riesige Enttäuschung, ein Verlust oder ein Todesfall. Dann kommt es zu einer seelischen Erstarrung, die wie ein unbewusster Selbstschutz fungiert. Diese Erstarrung löst sich mit der Zeit, wenn wir beginnen, nach und nach die Gefühle zu verarbeiten.

SCHMERZEN

Wie schon in Kapitel 5 beschrieben sind körperliche und seelische Schmerzen sehr eng miteinander verbunden. Ein Schmerz ist immer ein wichtiger Hinweis, den wir auf gar keinen Fall ignorieren dürfen! Ein Schmerz gleicht einer Alarmglocke des Körpers.

Chronische Schmerzen zeugen von tiefen seelischen Verletzungen, die unsere Aufmerksamkeit brauchen, um geheilt zu werden. Der Schmerz zieht alle Aufmerksamkeit auf sich und kostet uns sehr viel Kraft. Um deine Schmerzen besser zu verstehen, frage dich: Was tut mir in der Seele weh? Welches Ereignis, welche Erfahrung oder Enttäuschung sind so schmerzhaft gewesen, dass ich bis heute darunter leide?

Schmerzen können schneidend, stechend, ziehen oder drückend sein. Welches Lebensereignis verbindest du mit diesem Gefühl, mit genau diesem Schmerz?

Viele Schmerzen haben mit wichtigen, nicht ausgedrückten Gefühlen zu tun. Schmerzen entstehen aus der inneren Reibung zwischen Wollen und Dürfen, wenn du deine innere Wahrheit immer zurückhältst, bis es wehtut, zwischen deinen gesunden, vorwärts gerichteten Impulsen und dem Verbot. Dieses Hin und Her führt im Körper zu Stau und biochemischem Stress. Vielfach unterdrückte Impulse werden zu seelischen und körperlichen Schmerzen.

Es gibt Ereignisse, die sind so furchtbar, dass wir die Wut, die dadurch aufsteigt, als zerstörerisch empfinden, in solchen Momenten wird sie reflektorisch unterdrückt, damit wir handlungsfähig bleiben. Später sollten wir Wege finden, mit diesen Gefühlen umzugehen, damit sie sich nicht irgendwann als Schmerzen im Körper ausdrücken. Kopfschmerzen sind ein Paradebeispiel dafür.

LÄHMUNG

Angst kann uns ebenso lähmen wie Schmerz, Resignation, Erschöpfung oder Depression. Lähmungen können durch Gefühle entstehen, die zu groß und bedrohlich sind, um ausgedrückt zu werden, aber auch durch Unterdrückung von Gefühlen und Bedürfnissen. Wenn wir schon früh an dem Ausdruck unserer Lebendigkeit gehindert werden, z. B. weil ein Elternteil schwer krank ist, kann dies das Leid, Glück und Freiheit der anderen Familienmitglieder sehr stark einschränken.

Das Dilemma zwischen der eigenen Lebendigkeit und dem Unglück des anderen scheint unlösbar. So fangen Kinder an, sich selbst zu begrenzen, und »verzichten freiwillig« auf ihre Kraft und ihr Glück und ihre ganz eigene Form von Lebendigkeit. Sie lernen dann praktisch, ihre Gefühle aus Liebe zu dem Leidenden zu unterdrücken. Obwohl das alles aus Liebe geschieht, hat es langfristig gesundheitliche Folgen für die Kinder oder Erwachsenen.

Multiple Sklerose, kurz MS, entsteht häufig aus solch einer Lebenserfahrung. MS ist eine Autoimmunkrankheit, bei der es zu chronischen Entzündungen des Gehirns und des Rückenmarks kommt. Die Entzündungen zerstören das Nervengewebe, was dementsprechend zu sehr schwerwiegenden neurologischen Einschränkungen führt. Die Patienten leiden unter Schwindel und Koordinationsstörungen und im späteren Verlauf auch unter Bewegungseinschränkungen. Die MS-Patienten sind meistens sehr freundliche Menschen, denen es schon immer schwergefallen ist, »Nein« zu sagen. Als wenn es vor der körperlichen Erkrankung schon eine Art emotionale Lähmung gegeben hätte. Die Krankheit macht die verdrängten Gefühle und Bedürfnisse sichtbar, sie zwingt die Patienten dazu, die Art von Ruhe, Geborgenheit und Versorgung endlich anzunehmen, die sie bislang nicht bekommen haben und auch nicht annehmen konnten.

Partielle bzw. vorübergehende Lähmungen, die durch Unfälle oder Überlastung entstehen, fesseln uns ebenfalls ans Bett. Wir werden stillgelegt und total auf uns selbst zurückgeworfen. Das macht Lähmungen so unheimlich und unangenehm. Trotzdem kann ich dich nur ermutigen, dich in einer solchen Phase deinen Gefühlen und unterdrückten Bedürfnissen und Wünschen zuzuwenden. Denn nur dann muss dein Körper diesen inneren Konflikt nicht länger für dich austragen.

Jede Erkrankung und jeder Verlauf ist vollkommen individuell, deshalb ist es so wichtig und wertvoll, sich ganz präzise mit deinen eigenen Symptomen auseinanderzusetzen.

KREBS

Krebs ist eine der schlimmen und sehr weitverbreiteten Krankheiten unserer Zeit. Durch die Brille der PNI-Forschung betrachtet fällt auf: In dem Maße, in dem wir unser ausgeklügeltes Selbstheilungssystem an der Arbeit hindern, durch Stress oder Medikamente, in dem Maße vereiteln wir auch die Möglichkeit, alle mutierten Zellen, die später zu Krebs werden könnten, zu eliminieren. Es gibt kaum eine andere Krankheit, die so gut erforscht wurde und wird. Deshalb wissen wir heute, dass es, ähnlich wie bei der MS, verschiedene Persönlichkeitsmerkmale gibt, die scheinbar die Entstehung von Krebs begünstigen.

Aufopferungsbereitschaft, Zurückstecken der eigenen Bedürfnisse und Überlastung sind Merkmale, die sich bei vielen Krebspatienten wiederfinden. Ebenso wie die Neigung, die eigenen Bedürfnisse und Gefühle zu unterdrücken und Normen über die eigene Wahrnehmung zu stellen. Die übertriebene Aufopferungsbereitschaft, verbunden mit der Unterdrückung der eigenen Gefühle, führt zu einer schädlichen Spirale von Dauerstress, wie in Kapitel 2 beschrieben.

Dauerstress erzeugt eine Unterdrückung des Immunsystems, zusätzlich können Depressionen durch inneren Groll und Unzufriedenheit entstehen, was das Immunsystem zusätzlich schwächt. Es ist dann nicht mehr in der Lage, alle Eindringlinge und veränderten Zellen zu finden und zu vernichten. Wir öffnen so, ausgerechnet durch unsere freundliche und aufopferungsbereite Art, die Hintertür für eine Krebserkrankung. Viele Patienten fragen sich: »Warum ausgerechnet ich? Ich habe so viel Gutes im Leben getan, ich war immer für andere da, womit habe ich das verdient?«

Und darin steckt auch die Antwort: Wir haben uns nicht genug um uns selbst gekümmert. Man kann auch sagen, wir haben uns selbst nicht ernst genug genommen! Haben unsere Daseinsberechtigung aus der Anerkennung und Dankbarkeit der anderen gezogen, anstatt sie uns selbst zu geben, vermutlich weil wir es einfach nicht anders gelernt haben. Wir haben die Werte und Meinung anderer über unsere eigene Wahrheit gestellt, wir haben uns im gewissen Sinne selbst verleugnet, natürlich weil wir es für richtig hielten. Jetzt ist die Zeit zu erkennen, wie wichtig es für die Gesundheit ist, auf unsere ureigene Wahrnehmung zu achten und unsere ganz eigenen Grenzen zu ziehen, um gesund zu bleiben.

An dieser Stelle können wir dann endlich anfangen, uns um uns zu kümmern. Die umfangreiche Forschung zeigt, dass die Heilung von Krebs durch die Auseinandersetzung mit und die Heilung von alten Gefühlen sehr stark unterstützt wird. Auch eine tägliche Routine – wie Singen, Tanzen oder Yoga – ist positiv für den Abbau und der Verarbeitung von Gefühlen und Stresshormonen. Auf die Weise können wir unser Immunsystem ganz aktiv unterstützen. Es gibt mittlerweile Studien, die zeigen, dass durch eine Stunde Tai-Chi nicht nur die Stresshormone absinken, sondern sogar deren Wiederanstieg um ein bis zwei Tage verzögert wird. Das bedeutet: Wir werden durch regelmäßige Gesundheitsrituale, wie in Kapitel 4 beschrieben, auch grundsätzlich resistenter gegen Stress.

08 | SYMPTOME VERSTEHEN UND GEFÜHLE AUS DER VERSENKUNG HOLEN

In diesem Kapitel stelle ich dir gerne einige exemplarische Krankheits- bzw. Gesundheitsgeschichten aus meiner Praxis vor:

STRESSORGAN KNIE – DIE RICHTIGE BALANCE IM LEBEN FINDEN

Das Gefühl von Stress oder permanenter Hetze und Eile kennt wahrscheinlich jeder von uns. Wenn wir im Stress sind, dann sind unser Körper und unsere Atmung oft angespannt. Wir »stehen stramm«, wir »marschieren«, wir funktionieren in dem Bemühen, alles richtig zu machen. Wir spannen und strengen uns an, um alles zu schaffen, um die Kontrolle nicht zu verlieren, um perfekt zu sein. Doch was wir damit vor allem tun, ist, uns und unseren Körper ständig zu überlasten. Wir leben dann sozusagen auf Pump, was unsere Energie betrifft, wenn wir uns ständig im Stress bzw. Kampf- oder Fluchtmodus befinden.

Das Knie ist natürlich kein Organ wie Leber oder Herz, dennoch erlebt es täglich sehr viel Stress, den es bei jedem Schritt ausbalancieren muss. Deshalb ist es für mich ein sehr wichtiges »Stressorgan«, in dem sich Stress sehr deutlich zeigt und mit dem wir ihn auch ganz aktiv durch gezielte Körperarbeit wieder abbauen können.

Das Knie ist ein hervorragendes Beispiel dafür, wie chronischer Stress den Körper eng macht und richtiggehend verspannt und verzieht. Mit all seinen Sehnen, Bändern, Knochen und anderen Strukturen, die gleichzeitig Stabilität und Beweglichkeit garantieren, ist das Knie ein sehr komplexes Gelenk, das wir den ganzen Tag belasten und auf dem wir stehen und gehen. Seine Gesundheit und Funktionstüchtigkeit steht und fällt dabei enorm mit unserer inneren Anspannung. Am Knie können wir ablesen, wie wir durchs Leben gehen. Ist das Knie beweglich und kraftvoll zugleich? Gehen wir voller Vertrauen durchs Leben und bleiben auf natürliche Weise in Balance? Oder disizipliniere ich jeden meiner Schritte mit dem Knie, weil ich schon so erschöpft bin; halte ich meine Gefühle fest und habe Angst, die Kontrolle zu verlieren?

Im Knie zeigen sich Themen wie Vertrauen in das Leben, der Wille, voranzuschreiten, und auch die Beweglichkeit, geistig und emotional. Im Negativen werden wir durch das Knie oft auf chronische Überlastung, Ehrgeiz und unbewusste Ängste aufmerksam gemacht. Auf Themen, die wir ganz tief mit uns herumtragen, die oft noch aus unserer Kindheit stammen.

Ich habe viele Klientinnen und Klienten, die gerne »strammstehen«, weil sie meinen, dass es nun mal so sein müsse. Sie haben es nie anders gelernt und erlebt. Oft kommen sie zunächst mit Kopfschmerzen, Schulter-Nacken-Beschwerden oder Lumbago (Beschwerden im unteren Rücken). Interessanterweise haben sie oft auch gleichzeitig überaus angespannte oder verdrehte Knie.

Praxisbeispiel: Im Gespräch zeigte sich, dass eine Patientin sehr fleißig war und sich bei der Arbeit viel bewegte. Sie war selbstständig und hatte einen Laden. Dadurch gab es immer viel zu tun und auch immer wieder Existenzängste. Den Ängsten begegnete sie mit noch mehr Fleiß und Aufopferung – bei vielen Menschen eine ganz natürliche Reaktion, aber leider auch ein Vermeidungsmechanismus, um sich nicht mit ihren Ängsten und der Enttäuschung über die Schwierigkeiten und ihren alten Glaubenssätzen zum Thema Erfolg und Wohlstand auseinandersetzen zu müssen. Sie bekam nach und nach starke Rückenschmerzen und immer schlechtere Laune, die sich dann im Folgenden leider auch negativ auf die Kundschaft auswirkte. Ihre Eltern hatten sich und ihre Kinder durch Fleiß und Aufopferungsbereitschaft durch die schwere Nachkriegszeit gebracht. Deshalb gab es auch für sie nur die eine Lösung: immer weitermachen, ohne Rücksicht auf ihren Körper und das Bedürfnis nach Ruhe und Erholung. Rücksicht auf den eigenen Körper, regelmäßige Ruhepausen oder Erholungsphasen weckten in diesem Familiensystem Gefühle von Versagensangst und wurden als Faulheit abgestempelt: »Kein Wunder, dass es nicht klappt, du tust ja auch nichts dafür«, hörte sie ihren Vater im Geiste ständig sagen, und so verausgabte sie sich weiterhin.

Eigentlich spüren wir alle, wann es uns reicht. Wann wir nicht mehr können. Wann unser Energiehaushalt erschöpft ist. Der Körper zeigt uns das klar und deutlich durch Müdigkeit, Hunger und Durst oder durch einsetzende Konzentrationsschwäche. Wenn diesen Impulsen aber Existenzängste gegenüberstehen, fällt es uns besonders schwer, uns mitten in der Krise auch noch auszuruhen.

Natürlich reagierte die Patientin zunächst abwehrend, als ich ihr sagte, dass sie und ihr Körper mehr Ruhe brauchen, um wieder Kraft zu schöpfen. Denn sie war ihrem Wertesystem folgend zur Behandlung gekommen, um belastbarer und leistungsfähiger zu werden. In der Körperarbeit kam dann aber zum Vorschein, wie sehr ihr ganzer Körper verspannt war. Die Rückenmuskulatur fühlte sich an wie aus Stahl und ihre Knie waren so verspannt, dass sie beide zur gleichen Richtung zeigten. Sie waren richtiggehend verzogen. Sie hatte sich in der ganzen Anstrengung – vermischt mit Sorgen und Ängsten – so für ihren Laden verbogen, dass ihre Knie, die normalerweise geradeaus stehen oder eines nach rechts und eines nach links zeigen, bei ihr beide nach links verdreht waren und somit beide in die gleiche Richtung zeigten.

Als ich diese tapfere »Kriegerin des Lebens« mit Körperorientierter Psychotherapie behandelte, passierte Folgendes: Indem ich ihre Knie hielt und ihnen dadurch Unterstützung gab, begannen sie sich ganz fein zu drehen, zu winden und zu beugen und zu strecken. Es fühlte sich an, als würden sich die Knie selbst aus ihrer Anspannung herauswinden. Je nachdem, welcher Teil dieses komplexen Gelenks bzw. der vielen Bänder, Sehnen und haltgebenden Strukturen sich entspannte, zog es nach rechts oder links, nach oben oder unten. Gleichzeitig fiel sie in einen sehr tiefen Entspannungszustand (Theta-Zustand), in dem ihr Nervensystem endlich einmal loslassen und sich tief erholen konnte. Anschließend berichtete sie mir freudestrahlend, dass sie sich wie neugeboren fühle. Abgesehen davon, dass sie sich schon lange nicht mehr so tief entspannt hatte, lagen ihre Knie nun sehr viel lockerer auf der Unterlage und zeigten geradeaus.

In der jahrelangen Erfahrung mit Körperorientierter Psychotherapie fällt mir immer wieder auf, dass die meisten Knie ab einem bestimmten Stresspegel beginnen, ein gewisses »Eigenleben« zu führen. Wenn die innere Anspannung ein bestimmtes Maß überschreitet, fängt der Körper an, sich durch Verspannungen selbst zu stabilisieren. Durch die Verkürzung von Muskeln, Sehnen und Bändern verdreht und verzieht im nächsten Schritt auch der restliche Körper. Unsere gesamte Haltung, gewissermaßen die gesamte Statik des Körpers, wird schief und krumm. Meistens merken wir das gar nicht, da wir durch den ganzen Stress, mehr und mehr das Gespür für unseren Körper verlieren.

Was passiert im Detail? Durch die innere Anspannung verändern sich die Zugkräfte im Knie. Das führt wiederum zu einseitigen Verspannungen, Schwellungen oder oft sogar zu Mikroentzündungen. Wenn wir uns dann nicht um unsere Gesundheit kümmern und mehr Ruhepausen einlegen, sondern einfach durchziehen, kann es sein, dass die Mikroentzündungen chronisch werden und wir später unter Arthrose leiden, weil das Knie sich dann selber hilft. Dort, wo es sich schwach oder überlastet fühlt, versucht es, durch Zuwachs von Knorpel und später sogar Knochengewebe, eine bessere Stabilität herzustellen.

Eine solche Überaktivierung und Dauerspannung verengt die Muskulatur, Sehnen und Bänder und unsere gesamte Flexibilität. Die Spannung, die wir unbewusst in unseren Muskeln festhalten, kostet uns dann sehr viel Kraft und geht oft mit einem Gefühl von Erschöpfung einher, die wiederum zusätzlich unsere seelische Belastbarkeit senkt.

Leg doch mal ganz bewusst deine Hände auf deine Knie und spüre in sie hinein: Was spürst du? Was sagen sie dir? Behandelst du sie gut?

BAUCHSCHMERZEN – WENN WIR GEFÜHLE RUNTERSCHLUCKEN

Praxisbeispiel: Eine Patientin wuchs mit einer sehr schwierigen, lieblosen, unaufmerksamen Mutter und einem häufig abwesenden Vater auf, der trank und regelmäßig fremdging. Es war eine ausgesprochen herausfordernde Situation für das Kind. Durch den ganzen äußeren Stress, die seelische Unzufriedenheit der Mutter, verbunden mit der nachvollziehbaren Wut auf ihren Mann, lebte das kleine Mädchen in einer Umgebung, in der ihre kindlichen Bedürfnisse eigentlich gar keinen Platz hatten. Schon damals bekam sie immer wieder Bauchschmerzen und galt irgendwann als »übersensibel« und »zu empfindlich«. Mit diesem »Stempel« auf der Stirn kam sie als erwachsene Frau schließlich zu mir. Ihr größter Wunsch war es, genauso »belastbar« wie alle anderen zu werden. Sie erhoffte sich durch die »richtige« Therapie, noch leistungsfähiger und vor allem bedürfnisloser zu werden.

Im Gespräch stellte sich heraus, dass sie unglaublich streng mit sich umging und sehr hohe Ansprüche an ihre Belastbarkeit und Leistungsfähigkeit stellte – ähnlich wie damals ihre Mutter. Sie fiel aus allen Wolken, als ich sie danach fragte, wie und wann sie sich ausruhe und wie viel sie für ihre Erholung unternehme. Das Gefühl, zur Ruhe zu kommen und versorgt zu werden oder sich selbst zu versorgen, war ihr völlig fremd. In ihrer Kindheit hatte sie sich angewöhnt, für ihre Mutter da zu sein – in der Hoffnung auf mehr Liebe und Zuwendung. Sie hatte die Erfahrung gemacht, dass es sicherer war, ihre Gefühle und Bedürfnisse für sich zu behalten. Dadurch fehlt ihr aber natürlich heute auch der so wichtige Zugang zu sich selbst.

Das einzige Ventil, das sie für ihre Wut und Enttäuschung über das Unverstanden- und Verlassensein sowie die Überforderung hatte, waren ihre Bauchschmerzen. Dann ballten sich in ihrem Bauch die Gefühle zusammen und wurden endlich einmal spürbar. Der ganze Schmerz darüber, nicht gesehen und nicht wahrgenommen zu werden. Sie war in dem Gefühl aufgewachsen, ganz allein zu sein und alles selber machen zu müssen. Mit einem fast erstickenden Gefühl der Einsamkeit, keine Geborgenheit und letztlich auch keinen Landeplatz zu finden, an dem sie ankommen konnte und willkommen war. Durch die Beschwerden wurde sie plötzlich sichtbar für ihre Umgebung. Sie durfte sich zurückziehen, ins Bett legen und erlebte so etwas wie ein Mindestmaß an mütterlicher Fürsorge in Form einer Tasse Tee.

Bis sie zu mir kam, fiel es ihr schwer, sich abzugrenzen und ihre körperlichen und seelischen Bedürfnisse wahrzunehmen oder zu äußern. Sie neigte dazu, mehr für andere da zu sein und ihre eigene Wut oder andere Gefühle »herunterzuschlucken«. Zu Hause regte sie sich dann stundenlang über den Vorfall auf, was einerseits den Konflikt natürlich nie löste und andererseits ihre Bauchschmerzen verschlimmerte. Außerdem berichtete sie immer wieder über unangenehme Streitsituationen mit Kollegen oder Freunden. Im Gespräch fiel uns auf, dass sie Situationen immer wieder falsch verstand. Da sie sich aus ihrem bisherigen Erfahrungsschatz sehr schnell angegriffen fühlte, missdeutete sie so manche Frage oder Kommentare zu sich und ihrer Arbeit. Ihr System war so darauf ausgerichtet, jederzeit Angriffe abzuwehren, dass sie sich die meiste Zeit angegriffen fühlte. Es war ein sehr wichtiger Schritt, diese gewohnheitsmäßige Deutung und Reaktion zu hinterfragen. Gemeinsam übten wir, einfach nur zuzuhören, ohne auf die sofort hervorschießenden Kommentare aus ihrem Inneren zu lauschen. Dadurch konnten sich all ihre Beziehungen nach und nach entspannen und sie wurde ein viel umgänglicherer Mensch.

Nach und nach gelang es ihr, bewusster wahrzunehmen, wann, wie und wo der innere Antreiber aktiv wurde. Das war ein ganz wichtiger Schritt, denn das versetzte sie in die Lage, erstmals selber Verantwortung für ihr bislang unbewusstes Verhalten zu übernehmen. Es war eine ganz neue Erfahrung, bewusst auf ihre Grenzen zu achten und zum Beispiel keine stundenlangen Telefonate mit bedürftigen Freundinnen zu führen. Gleichzeitig auch das eigene Bedürfnis nach Unterstützung spüren und äußern zu dürfen gab ihr neue Kraft und neues Selbstbewusstsein. Es veränderte sehr stark ihr Verhalten bei der Arbeit. Sie lernte, »Nein« zu sagen, wenn die Kollegen jemanden suchten, der ihnen Arbeit abnahm. Auf der anderen Seite konnte sie sich nun erlauben, auch mal um Hilfe zu bitten. Sie traute sich, für ihre Kollegen sichtbarer zu werden.

Durch die Körperarbeit lernte meine Klientin auf sehr respektvolle Weise, Kontakt und Berührungen überhaupt zuzulassen und anzunehmen. Langsam begann sie sich zu entspannen. Dadurch konnte sie mehr und mehr in ihrem Körper ankommen. Das völlig unbekannte Wohlgefühl, welches neuerdings durch ihren Körper strömte, beruhigte und stärkte ihr Nervensystem und sorgte dafür, dass sie nun mit einer ganz neuen Qualität und Freude durchs Leben ging. Sie spürte jetzt mehr Halt in ihrem Inneren und konnte einige Freundschaften loslassen, die sie bisher glaubte ertragen zu müssen bzw. an denen sie sich bisher festgehalten hatte.

Das gesunde Maß finden

Diese Geschichte ist ein gutes Beispiel, denn genauso geht es sehr vielen Menschen. Wir dürfen lernen, uns anzunehmen, zu entspannen und loszulassen, um das zu bekommen, was wir uns wünschen – anstatt noch mehr zu ändern, noch effektiver zu werden, noch mehr zu geben. Ansonsten sucht der Körper ein Ventil wie die Bauchschmerzen, die uns deutlich machen, dass etwas nicht stimmt.

Selbstakzeptanz, Versorgung und Selbstliebe verändern unser Leben von Grund auf. Auch wenn wir von all dem in unserer Kindheit zu wenig gehabt haben, können wir als Erwachsene ganz bewusst diese Fähigkeiten entwickeln, um ein gesundes Leben zu führen.

SCHULTER-NACKEN-VERSPANNUNG – UNTER DEM DRUCK DER GEFÜHLE

Auch zum Nacken möchte ich eine Geschichte aus meiner Praxis erzählen:

Praxisbeispiel: Eine Klientin stand kurz vor ihrem Umzug in eine andere Stadt. Bereits zuvor hatten wir gemeinsam – mit ihrem Nacken als wichtigem Indikator – einen sehr intensiven Wandlungs- und Heilungsprozess durchlaufen.

Im Zuge der ganzen Verpflichtungen rund um den Umzug schlug

ihr Nacken allerdings wieder mit akuten Schmerzen Alarm. Sie litt unter starken Verspannungen und wünschte sich eine Massage. Wir arbeiteten im Liegen auf der Matratze mit Körperarbeit. Dabei gab ich ihr Halt und Unterstützung an verschiedenen Stellen, damit sich die Spannung lösen konnte.

Zunächst erschienen in der Entspannung Ärger und das Gefühl, nur noch funktionieren zu müssen, verbunden mit der Frage, weshalb sie sich einfach keine Pausen gönnen konnte. Indem sie ihre Gefühle äußerte, wurde sie langsam ruhiger. Ich gab ihr weiterhin Halt an den Schultern und sie konnte sich immer tiefer entspannen. Wie aus dem Nichts tauchte plötzlich ein Satz auf. In die Stille hinein sagte sie: »Eigentlich sitzt in den Schultern ganz viel Angst vor dem Neuen, vor der Zukunft. Ich kann deutlich spüren, wie ich die ganze Zeit versucht habe, diese Angst durch das viele Arbeiten und die vielen zusätzlichen Verpflichtungen wegzudrücken.«

Ich unterstützte sie jetzt ganz bewusst, diese Angst mehr zuzulassen. Sie atmete in die Angst hinein und spürte, wie und wo sie die Angst im Körper fühlen konnte. Dabei bemerkte sie plötzlich, dass sie die »positive Kraft des Neuen« schon ganz deutlich in der unteren Körperhälfte spürte. In ihren Füßen und Beinen fühlte sie eine angenehme Stabilität, in der oberen Körperhälfte saß noch die Angst. Das Gefühl der Standfestigkeit in den Beinen war aber so stark und überzeugend, das sie anfing, bewusst dort hineinzuatmen. So konnte sich nach und nach die Kraft des Neuen im ganzen Körper ausbreiten. Wir nahmen uns viel Zeit für diesen Prozess, sodass sich Körper und Seele ganz bewusst miteinander verbinden konnten.

Zum Abschluss der Stunde, als sie wieder im Sessel saß, sagte sie: »Erstaunlich, wie stark ich das Neue jetzt im ganzen Körper fühlen kann – und sogar mit kribbeliger Vorfreude und Zuversicht.« Es war ganz deutlich spürbar, dass ihr dieser Wandlungs- und Wachstumsprozess nicht nur durch Mark und Bein ging, sondern dass damit auch ein geistig-seelisches Wachstum verbunden war. In der Stunde hatte eine echte Verwandlung stattgefunden, sie hatte sich ihrer Angst gestellt und konnte so die »Kraft des Neuen«, die schon in ihrem Körper angekommen war, annehmen und integrieren. Die neuen Erkenntnisse und das neue positive Körpergefühl konnten sie nun für den neuen Lebensabschnitt stärken. Es hatte eine sichtbare innere Aufrichtung stattgefunden, die sie nun stabilisierte und ihr einen neuen Stand im Leben ermöglichte. Auch Nacken und Schultern waren nun merklich entspannter.

HAUTAUSSCHLAG – DER KAMPF UM NÄHE UND DISTANZ

Die Haut ist eines unserer wichtigsten, existenziellen Sinnesorgane – auch wenn ihr oft zu wenig Bedeutung geschenkt wird. Hautkrankheiten haben einen Bezug zu Themen von mangelnder Geborgenheit und Berührung, aber auch einen starken Bezug zu Stress.

Praxisbeispiel: Eine Patientin kam mit einem Ekzem in die Praxis, das sich an Armen und Beinen zeigte und zu ihrem großen Leidwesen auch im Gesicht. Besonders Hautkrankheiten machen eine Seite von uns sichtbar, die wir gar nicht zeigen wollen und die wir selbst oft noch gar nicht wahrgenommen haben. Patienten mit Hautkrankheiten, denen andere ihr Leid ansehen können, fühlen sich häufig durch die Krankheit beschämt.

Meine Patientin war eine sehr attraktive, sympathische und fleißige Frau. Sie selbst empfand sich grundsätzlich als gesund und leistungsfähig. Umso irritierter war sie über ihren hartnäckigen Hautausschlag, der so gar nicht zu ihrem sonstigen Lebensstil zu passen schien. Sie war mit einem tollen Mann verheiratet, hatte zwei erfolgreiche Kinder und lebte in einem schönen, großen Haus in einer netten Nachbarschaft. Nur die Haut erinnerte sie immer wieder daran, dass irgendetwas scheinbar doch nicht in Ordnung war. Aber was?

Abgesehen davon, dass sie wirklich sehr fleißig war, fiel uns im Gespräch auf, dass sie eigentlich den ganzen Tag funktionierte und vollkommen vergaß, zu trinken und zu essen. Sie war eine starke Raucherin und ernährte sich durchschnittlich eher ungesund: viel Fleisch mit Saucen und Beilagen, wenig frisches Obst und Gemüse und natürlich zu wenig Wasser. Interessant war aber, dass es ihr alles andere als leicht fiel – ja schier unmöglich schien –, sich gesünder zu ernähren und vor allem mehr zu trinken! Hier schien ein sehr starker seelischer Prozess am Laufen zu sein. Und da waren wir auch schon mitten in ihrem Thema: Ihr Lebensstil und die ständige Überforderung führten uns zu einer sehr autoaggressiven Einstellung sich selbst gegenüber. Als hätte sie das Glück, das ihr im Leben widerfahren war, nicht verdient. Deshalb kompensierte – besser: »bezahlte« – sie dieses Glück mit ihrer Aufopferung. Sie war sehr kopflastig und hatte den Anspruch, alles in ihrem Leben richtig zu machen und unter Kontrolle zu behalten.

Sie hatte niemals gelernt, sich jemandem anzuvertrauen, sich zu entspannen und loszulassen. Auch ihre Ehe war davon gekennzeichnet, dass beide gut zusammen funktionierten. Sinnlichkeit, Zärtlichkeit oder liebevolle Berührungen gab es eher wenig bis gar nicht. Denn nach ihren langen und aufreibenden Tagen waren sie beide einfach zu müde, um sich noch gegenseitig Zärtlichkeit zu schenken. Dieses effektive Musterleben bekam durch das Ekzem immer wieder Risse. Nachdem sie einige Jahre die Beschwerden mit verschiedenen Kortison-Salben behandelt hatte, begann ihr Körper, immer dicker zu werden und Wasser einzulagern. Deshalb entschied sie sich, einen neuen Weg einzuschlagen, und kam zu mir.

Schon beim ersten Bericht kamen ihr die Tränen. Das war ihr sehr unangenehm, da sie sich das gar nicht erklären konnte. Ich habe dieses Phänomen schon öfter erlebt. Gerade für sehr kopfgesteuerte Menschen wirkt schon das Erzählen ihrer Probleme wie ein Zugeben. Dadurch steigen dann lange verdrängte Gefühle nach oben. Der verborgene seelische Mangel und das Bedürfnis danach, endlich gesehen zu werden, kommen zum Vorschein und treiben den Betroffenen die Tränen in die Augen.

Sie spürte plötzlich eine sehr, sehr tief sitzende Bedürftigkeit, die bisher nie einen Platz in ihrem Leben gefunden hatte. Sie fühlte sich in der Bedürftigkeit geradezu ausgeliefert und schämte sich für dieses Gefühl. Ihre Haut schmerzte am ganzen Körper. Die Leere der unerfüllten Sehnsucht nach Kontakt, Liebe Wärme und Angenommensein brannte wie Feuer auf ihrer Haut. Sie selbst hatte diese Gefühle so noch nie wahrgenommen und war tief berührt.

Glücklicherweise hatte die neue Situation in der Praxis, in der sie ganz ehrlich und unvoreingenommen von ihren Sorgen und Nöten erzählen konnte und dabei gehört wurde, ihren Kontrollmechanismus außer Kraft gesetzt. In den folgenden Stunden unterstützte ich sie mit Körperorientierter Psychotherapie, bei der sie sich sehr gut entspannen konnte. Durch die regelmäßige Arbeit mit dem Körper beruhigte sich ihr überreiztes Nervensystem und die Haut begann zu heilen.

Dadurch, dass sie sich entspannte und gesünder wurde, tauchten auch plötzlich neue Themen auf. Nachdem sich der Sturm rund um das Ekzem gelegt hatte, wurden plötzlich Konflikte mit ihrem Mann sichtbar. Es gab immer wieder Situationen, in denen er einfach über ihre Wünsche hinwegging oder diese sogar ins Lächerliche zog. Sie hatte sich schon oft darüber geärgert, dem aber keine weitere Aufmerksamkeit geschenkt. Es gab ja immer so viel zu tun!

Die Haut diente in der Zeit als Seismograph, denn bei diesen inneren und auch äußeren Konflikten flammte das Ekzem wieder auf. Für sie war es ein intensiver Lernprozess und ihre Haut ein strenger Lehrer. Die Frage war nicht nur, ob ihr Mann sie hörte oder nicht, sondern vorrangig, ob es ihr überhaupt gelang, sich verständlich zu machen.

Wie so oft waren die Ursachen für ihr Verhalten eng mit der Kindheit verzahnt. Ihre Eltern hatten ihr bestimmte Werte und Überzeugungen vorgelebt. Sie hatten sich mit Fleiß und Durchhaltevermögen ein neues Leben aufgebaut. Gefühle von Angst oder das Bedürfnis nach liebevoller Zärtlichkeit hatten da keinen Raum – schließlich galt es, zu überleben. Dementsprechend war sie mit sehr wenig Körperkontakt und liebevollen Berührungen aufgewachsen.

Neben der nährenden Körperarbeit experimentierten wir in der Praxis mit neuen Grenzen, mit neuen Worten und mit neuen Verhaltensweisen. Sie übte, ihre Grenzen zu spüren und zu zeigen. Wir begegneten dabei den alten Mustern und tief sitzenden Überzeugungen, die sie ein Leben lang vorwärtsgetrieben hatten. Sie konnte nun immer öfter bewusst wählen, ob sie auf die alte Weise reagieren wollte und ihre Gefühle »wegarbeitete« oder ob sie das alte Muster unterbrechen wollte, indem sie die tieferliegenden Gefühle wahrnahm und aus einer inneren Verbindung mit ihren seelischen und körperlichen Bedürfnissen heraus agierte.

Eine sehr wichtige Brücke wurde dabei eine gesunde Ernährung und vor allem auch das ausreichende Trinken. Diese beiden Punkte wurden immer wieder zu wichtigen »Ankerpunkten«, an denen sie sich entscheiden konnte. Durcharbeiten oder einen Schluck Wasser? Über den Frust hinwegpowern oder spüren, was gerade los ist, und klar und deutlich sagen, was gesagt werden muss?

Die Beziehung zu ihrem Mann – wie eigentlich auch alle unserer Beziehungen – wurde zu einem guten Spiegel für sie. Natürlich war es alles andere als leicht, aus den gewohnten Verhaltensmustern auszubrechen und sich ihrem Mann klar und deutlich zu zeigen.

Glücklicherweise allerdings war ihr Mann durch die Krankheit sensibilisiert und wollte sie bei ihrer Genesung unterstützen. Er nahm sie gerne in den Arm, und sie übte beispielweise, sich abends beim Fernsehen in seinen Arm zu legen und die körperliche Nähe zu genießen. Das tat der Beziehung sehr gut und sie wurden beide wieder viel weicher miteinander, fast so wie in ihrer anfänglichen Verliebtheit – nur eben reifer und liebevoller.

Wir alle brauchen Kontakt und Berührung, um uns selbst spüren zu können und um ein Gefühl für unsere Körpergrenzen zu bekommen. Aus diesem Grund sollte bei Hautkrankheiten ganz sensibel und einfühlsam hinterfragt werden, welche Emotionen, Erfahrungen und Ereignisse der Krankheit zugrunde liegen könnten. Die Therapie mit Körperarbeit, Zuwendung und Geborgenheit lässt unseren biochemischen Stress abfließen und füllt den seelischen Mangel mit der körperlich-seelischen Erfahrung von respektvoller Berührung.

Im Erwachsenenalter ist es für Menschen, die in den ersten Lebensjahren zu wenig Hautkontakt und Geborgenheit bekommen haben, besonders schwer, Zärtlichkeit und liebevolle Berührungen anzunehmen oder auch zu geben. Dennoch ist niemals Hopfen und Malz verloren – durch langsames Vorantasten und viel Achtsamkeit gegenüber den aufkommenden Gefühlen ist sehr viel Nachreifung möglich.

Menschen, die alleine leben, laufen noch eher Gefahr, den Kontakt und das Gefühl für sich und ihren Körper zu verlieren. Daher solltest du in diesem Fall umso aufmerksamer für dich sorgen. Ein stabiles soziales Netzwerk ist wichtig für ein gesundes und erfülltes Leben. Erlaube dir in stressigen Phasen, dich unterstützen zu lassen durch Massagen oder Körperarbeit. Auch Schwimmen, Sport und Sauna entspannen und machen das eigene Körpergefühl wieder präsent.

Burnout – Erschöpfung durch unrealistische Erwartungen

Wer je ein ausgebranntes Gebäude gesehen hat, der weiß, wie verheerend so etwas aussieht. Ein Bauwerk, eben noch von pulsierendem Leben erfüllt, ist plötzlich verwüstet. Wo früher Geschäftigkeit herrschte, finden sich jetzt nur noch verkohlte Überreste von Kraft und Leben. Ein paar Ziegel und Zementbrocken mögen stehen geblieben sein, ein paar leere Fensterrahmen. Vielleicht ist sogar die Hülle des Gebäudes noch erhalten. Wer sich jedoch hineinwagt in die Ruine, wird erschüttert vor dem Werk der Vernichtung stehen.

Mit diesem Vergleich versuchte Herbert Freudenberger im Jahr 1980 das Ausmaß des Zustands von Menschen zu verdeutlichen, der unter dem Namen »Burnout« bekannt ist. Die Begriffsentwicklung des Burnout-Syndroms geht auf den Psychoanalytiker zurück. Er beschrieb erstmals 1974 in einem Artikel einen, wie er es nannte, »körperlichen und seelischen Endzustand« (Freudenberger 1974: 159 ff.)

»Burnout ist ein Zustand der Erschöpfung und Frustration, verursacht durch unrealistische Erwartungen!« (Freudenberger 2012: 27). Als Grundlage fungierten seine Beobachtungen, wie sich aufopferungsvolle, pflichtbewusste und engagierte Menschen, die im sozialen Bereich beschäftigt waren, in sehr leicht reizbare und zynische Menschen verwandelten. Sie zeigten deutliche Symptome von physischer und psychischer Erschöpfung.

»[Burnout] ist ein Energieverschleiß, eine Erschöpfung aufgrund von Überforderungen, die von innen oder außen – durch Familie, Arbeit, Freunde, Liebhaber, Wertesysteme oder die Gesellschaft – kommen kann und einer Person Energie, Bewältigungsmechanismen und innere Kraft raubt« (Freudenberger / North 2012: 25).

Der Gesundheitsreport der DAK aus dem Jahr 2018 bestätigt, dass neben Rückenschmerzen, die als häufigste Ursache für das Ausscheiden aus dem Berufsleben genannt werden, Burnout, Depressionen und Angststörungen an zweiter Stelle für eine frühe Berufsunfähigkeit stehen.

Wie kann es so weit kommen?

Verleugnung ist tatsächlich ein Hauptmerkmal von Burnout-Patienten, wodurch sie sich aber immer tiefer in das Burnout hineinarbeiten. Ich habe Geschichten von Klienten gehört, denen auf der Arbeit die Tränen liefen und die sich trotzdem nicht zu einer Pause oder Krankschreibung aufraffen konnten. Andere können nicht mehr schlafen bzw. sich ausruhen, da das Nervensystem so überreizt ist, dass sie das Gefühl haben, Tag und Nacht unter Spannung zu stehen. Andere werden immer dicker, weil sie sich, um »einsatzfähig« zu bleiben, überwiegend ungesund ernähren.

In meiner Praxis begegne ich Menschen in ganz verschiedenen Phasen von Burnout-Krisen und Erschöpfungszuständen.

Stufe 1: Euphorische Phase

In der Phase der Euphorie werden wir getragen von Begeisterung und der Liebe zum Beruf. Wir sind erfolgreich und beliebt, weil wir immer für alle und jeden ein offenes Ohr haben. Durch die Euphorie merken wir lange Zeit gar nicht, dass wir uns – über unsere gesunden körperlichen und seelischen Grenzen hinaus – verausgaben. Die Gefahr ist: Wenn wir in solchen Phasen nicht gut für uns selber sorgen und zu wenige Pausen machen, um unserem anspruchsvollen Job gerecht zu werden, leben wir sozusagen auf Kredit! Unser Körper ist ein Kraftwerk und verfügt sehr lange über ausreichende Reserven, um trotz Stress und Turboleben im Gleichgewicht zu bleiben.

Stufe 2: Zeitdruckphase

Am Ende der Phase der Euphorie schleicht sich das Stadium der Kontrolle ein. Zeitdruck entsteht, wir haben das Gefühl, nicht mehr alles zu schaffen! Wir sind nicht mehr so schnell und effektiv wie früher, daher bleiben wir länger im Büro und trinken tagsüber mehr Kaffee. An längere Erholung oder mehr Pausen ist in diesem Stadium nicht zu denken. Im Gegenteil. Um wieder leistungsfähiger zu werden, fangen dann viele an, intensiv Sport zu treiben, oder machen Diäten, um sich das Gefühl zu geben, den Körper besser unter Kontrolle zu haben. Das heißt, sie erhöhen den Leistungsdruck für den Körper zusätzlich, was sich – je nach Erschöpfungsgrad – sehr negativ auswirkt und das System zusätzlich schwächt. Ein Teufelskreis.

Für ein gesundes Leben benötigen wir tatsächlich auch psychische, also seelische und geistige Kraft. Wir brauchen ausreichend Kraftreserven, um einen klaren Standpunkt einzunehmen, Grenzen zu setzen oder auch um die Energie zu haben, uns abends etwas Gutes zu kochen. Durch Schlafmangel, schlechte Ernährung und dauerhafte Überarbeitung schwinden aber auch unsere psychischen Kapazitäten. Wir sind dann nicht nur allgemein unkonzentrierter, sondern es fällt uns auch viel schwerer, unsere Grenzen zu spüren und selbst einzuhalten.

Im Gehirn führt Dauerstress zu einer Blockade und auf Dauer sogar zum Absterben von Nervenzellen. Man kann also sagen, dass wir durch langjährigen Dauerstress nachweislich immer dümmer werden.

Stufe 3: Erschöpfungsphase

Wer es nun immer noch nicht geschafft hat, sein Tempo zu drosseln und seinen Lebensstil in gesünderes Fahrwasser zu bringen, z.B. durch regelmäßige Entspannungsübungen, Feldenkrais oder Körperarbeit, erlebt die Phase der Erschöpfung. Konzentrationsschwäche und Vergesslichkeit breiten sich weiter aus, die Erschöpfung in Verbindung mit dem hohen biochemischen Stress reißt große Erinnerungs- und Konzentrationslöcher ins Gehirn. Die Konzentrationsstörungen führen dazu, dass wir uns wie

Trottel fühlen. Die einfachsten Sachen funktionieren nicht mehr. Rechnen, Schreiben und Lesen sowie das Erinnern des Gelesenen werden zu einem Kraftakt. Aufgaben, Aufträge und Verabredungen werden vergessen. Es ist manchmal so, als hätte man alles vergessen. Ein Klient konnte sich z. B. einfach nicht mehr erinnern, wie man bestimmte Wörter schreibt.

Nicht selten sind die Betroffenen in dieser Phase besonders reizbar und werden schnell aggressiv, denn sie fühlen sich in ihrer Schwäche sehr verletzlich und durch die vielen Fehler, die ihnen unterlaufen, auch besonders angreifbar. Der Betroffene ist sehr enttäuscht von sich selbst, weil er es nicht mehr schafft, dem Bild des hilfsbereiten, strahlenden »Gewinners« gerecht zu werden, dem er vor Kurzem noch entsprochen hat.

Es ist schmerzlich, mitanzusehen, wie ein Mensch sich quält, wie er sich bemüht, mit unendlicher Anstrengung, den Kopf über Wasser zu halten, obwohl die Umstehenden schon längst mitbekommen haben, dass er nicht mehr kann!

Stufe 4: Phase der Mutlosigkeit

Am Ende dieser Phase rutschen die Betroffenen in ein Gefühl der totalen Hoffnungslosigkeit. Dieser Zustand wird medizinisch »Belastungsdepression« genannt. Sie hassen ihre Kunden, sind abweisend oder sogar aggressiv, weil sie einfach nicht mehr können. Allein die Gegenwart von anderen Menschen oder Kunden erzeugt ein unendliches Gefühl der Überforderung. Zu Hause überkommt sie dann die große Hoffnungslosigkeit, verbunden mit Depressionen und Selbsthass. Körperliche Beschwerden, wie Bluthochdruck, chronische Schmerzen und tiefe Verspannungen, machen das Leben zusätzlich schwer.

Burnout-Therapie

Dieser Teufelskreis lässt sich nur durch echte Ruhe, Erholung und in den meisten Fällen eine lange Pause durchbrechen. Obwohl es natürlich sehr wünschenswert wäre, verpassen es viele Menschen, rechtzeitig die Bremse zu ziehen. Bis zu einem ernsthaften Zusammenbruch können sie sich nicht aus ihren inneren und äußeren Tretmühlen befreien. Die Folgen sind dann umso schlimmer und die Zeit, die man dann braucht, um wieder auf die Beine zu kommen, ist umso länger. Als Therapeutin für Burnout-Erkrankungen würde ich es mir von ganzem Herzen wünschen, dass die Betroffenen eher anhalten und umkehren könnten.

Eine Patientin hat an diesem Punkt eine ganz radikale Ernährungsumstellung gemacht – eigentlich um wieder zu Kraft zu kommen. Leider hat sie damit ihren Körper endgültig aus der Bahn geworfen. Sie erlitt acht Wochen nach der Umstellung einen Nervenzusammenbruch bei der Arbeit. Also genau das, was sie verhindern wollte. Daraufhin brauchte sie ein Dreivierteljahr, um gesund zu werden.

Wenn ein Mensch völlig ausgebrannt ist, ist es sehr schwer, wieder Ruhe zu finden. Das vegetative Nervensystem findet dann meistens erst mit viel Unterstützung von außen aus dem Labyrinth von Emotionen und Erschöpfung heraus. Mit der Körperorientierten Psychotherapie haben wir die Möglichkeit, erst mal ohne viel reden zu helfen! Das Wichtigste ist an diesem Punkt, zur Ruhe zu kommen und zum Beispiel mal wieder durchzuschlafen.

Die Körperarbeit wirkt durch die haltgebenden und unterstützenden Griffe sehr beruhigend und lösend. Indem das Nervensystem auf Erholung und Entspannung umschaltet, werden Entspannungshormone wie Oxytocin ausgeschüttet. Sie wirken angstlösend, senken den Blutdruck und fördern die Wundheilung. Als Gegenspieler der Stresshormone senken sie gleichzeitig auch den Cortisolspiegel im Blut. Durch Kontakt, Geborgenheit und Zuwendung kann sich endlich wieder Ruhe in Körper, Seele und Immunsystem ausbreiten.

ZWÖLFFINGERDARM – SELBSTVERSORGUNG IM RICHTIGEN MASS

Der Zwölffingerdarm ist ein zwölf Finger langes Teilstück des Darms, das direkt an den Magen anschließt. In diesem Darmabschnitt wird mithilfe der Verdauungssäfte des Darms, der Bauchspeicheldrüse, der Leber und der Galle der Nahrungsbrei zunächst neutralisiert und dann weiter aufgelöst.

Genauso wie der Zwölffingerdarm ist der Patient sehr belastbar, fleißig und gründlich. Ein Zwölffingerdarmgeschwür entwickelt sich, wenn der Darm, wie auch der Mensch insgesamt, dauerhaft überfordert sind. Das Geschwür entsteht durch eine Reizung bzw. Entzündung der Darmschleimhaut, die für eine dauerhafte Schädigung sorgt. Wenn der Verdauungsbrei – mit der Magensäure und anderen Verdauungssäften angereichert – in den Zwölffingerdarm gelangt, erleiden wir starke Schmerzen.

Das große Thema der Patienten mit Darmgeschwüren, vor allem im Zwölffingerdarm, ist die Frage nach dem gesunden Maß! Die Frage nach der passenden und gesunden Selbstversorgung oder bei deren Abwesenheit die Frage der Selbstschädigung.

Wie schon beschrieben haben Beschwerden rund um den Bauch etwas mit den Themen Geborgenheit, Versorgung, Bindung und dem Gefühl, willkommen zu sein, zu tun. Babys und ihre Eltern verbinden sich unter anderem über die Versorgung, das Genährtwerden und die Geborgenheit, die damit einhergehen. Wenn wir in einer liebevollen und fürsorglichen Umgebung aufwachsen, bekommen wir gleichzeitig die Möglichkeit, uns und unsere Grenzen wahrzunehmen. Wir landen auf gesunde Weise in unserem Körper und entwickeln eine liebevolle und gesunde Selbsteinschätzung dessen, was uns guttut und was nicht.

Es geht um den Konflikt zwischen dem tiefen seelischen Verlangen nach Bindung und der Angst, sie anzunehmen. Wer diese Fürsorge und Geborgenheit nicht erlebt oder auf schmerzliche Weise verloren hat, schleppt sich mit einem verzwickten seelischen Konflikt herum: Wir haben dann auf der einen Seite eine große Sehnsucht nach Nähe und können sie gleichzeitig nicht annehmen. Denn in dem Moment, in dem wir das Langersehnte bekommen, wird plötzlich auch der uralte Mangel spürbar. Trauer, Wut und die ganze alte Verzweiflung können so stark sein, dass wir unbewusst lieber ohne Kontakt, Zärtlichkeit und nahe Beziehungen leben »möchten«. In der Medizin und der Psychologie nennt man dieses Phänomen »affektive Verschlossenheit«. Patienten mit diesem Problem fällt es besonders schwer, sich zu öffnen, weil sie oft selbst nicht wissen bzw. fühlen können, was ihnen eigentlich fehlt.

Verbundenheit, Geborgenheit und Vertrauen sind die Kernthemen

Praxisbeispiel: Eine Patientin mit einem langjährigen Zwölffingerdarm-Geschwür wirkte nach außen sehr freundlich, großzügig, fürsorglich und hilfsbereit. Sie vermittelte viel Fachkompetenz und Sicherheit, trotzdem litt sie schon viele Jahre an ihrer Krankheit. Im Laufe unserer Zusammenarbeit zeigte sich, dass sie zwar nach außen diesen angenehmen Eindruck machte, während sie aber in ihrem Inneren fast verkümmert war. Sie verausgabte sich bei der Arbeit, war immer für alle da und hatte auf eine angenehme Art alles unter Kontrolle. Sie gab ihren Mitarbeiterinnen das, was sie selbst gebraucht hätte: Eine Schulter zum Anlehnen, eine gute und sehr verlässliche »Mutter«, die alles weiß und sich um alles kümmert. Sie verbarg ihr tiefes unbewusstes Bedürfnis nach Bindung und Verlässlichkeit hinter ihrer nach außen demonstrierten Überunabhängigkeit und Fürsorge für andere. Es war für sie wesentlich einfacher, für andere da zu sein, als ihre eigenen Bedürfnisse und Wünsche zu spüren – geschweige denn, deren Erfüllung anzunehmen.

Deshalb lebte sie in einer Mischung aus überzeugter Bedürfnislosigkeit, verbunden mit einer unbewussten Angst, die Kontrolle zu verlieren, und einer großen Aufopferungsbereitschaft. Auch in der Körperarbeit war es zunächst sehr schwer für sie, den Kontakt und die Berührung bewusst wahrzunehmen und dabei zu bleiben. Sie lag da und redete sehr viel oder grübelte im Stillen über etwas anderes nach. Sie verließ sich und ihren Körper genauso, wie sie es von ihren Eltern gelernt hatte. Körper und Seele hatten in diesem Hause keinen hohen Stellenwert, Leistung und Erfolg waren die höchsten Ziele. Es war eine echte Übung für meine Patientin, immer wieder mit ihrer Aufmerksamkeit zu ihrem Körper zurückzukehren und im Kontakt zu bleiben.

Die Tragik liegt darin, wenn wir uns am Beginn unseres Lebens nicht binden oder anvertrauen dürfen, dann lernen wir das »Nicht-Binden« und »Nicht-Vertrauen«!

Das geht, wie wir in Kapitel 3 gesehen haben, von ganz alleine. Auf diese Weise entwickeln wir aber auch kein inneres Wissen und keine emotionale Kompetenz über Bindungen, Nähe und Distanz, Vertrauen oder Grenzen. Wir können dann genauso wie der Darm nicht richtig aufschlüsseln und aussortieren, was oder wer uns guttut und wer nicht. Uns fehlt dann ein gesundes Maß für seelische und körperliche Nahrung.

Meine Patientin kam aus einem sehr strengen Elternhaus, das vom ungesunden Ehrgeiz und Leistungsdruck des Vaters geprägt war. Der allgemeine Mangel an Geborgenheit wurde durch Ehrgeiz, Kontrolle sowie selbstschädigendes Ess- und Trinkverhalten kompensiert. Sie lernte also sehr früh, ein Gefühl von Einsamkeit oder ein Bedürfnis nach Geborgenheit durch noch mehr Leistung oder Schokolade zu beruhigen. Dadurch entstand langfristig ein Verhalten von chronischer Überforderung bei mangelnder Selbstversorgung.

Der tiefe Mangel und die Einsamkeit bereiteten ihr große seelische Schmerzen, die erst durch das Symptom spürbar wurden. Durch die Entzündung war außerdem ihr Bauch geschwollen, wodurch er einem zuerst ins Auge stach. Auch in diesem Fall zeigt sich, wie wunderbar klar und paradox unsere Symptome auf unsere inneren Probleme hinweisen! Durch die Krankheit wurden ihre seelischen Bedürfnisse sichtbar, obwohl die Patientin sich so viele Jahre bemüht hatte, sie herunterzuschlucken!

Blasenentzündung – das Stoppschild in Beziehungen

Die Blase dient als ein Sammelbecken. Sie trägt bzw. hält den gefilterten Urin so lange fest, bis das Maß voll ist und sie sich entleeren muss. So kann man auch das Symptom einer Blasenentzündung beschreiben: In der Blase können sich Gefühle aufstauen. Wenn es zu viel wird, entstehen Reizungen oder Entzündungen. Das Entleeren ist mit Schmerzen verbunden oder funktioniert dann überhaupt nicht mehr.

Blasenentzündungen weisen auf das Thema von Nähe und Distanz in Beziehungen hin. Sie stellen unter Umständen die gesunden Grenzen wiederher, damit wir uns erholen und Kraft schöpfen können. Dann kannst du dich den Fragen zuwenden: Warum fällt es mir so schwer »Nein« zu sagen, welche Ängste spielen hier eine Rolle? Hast du Angst, deinen Partner zu verlieren, wenn du auf deine Grenzen achtest? Ist es eine übertriebene Form von Dankbarkeit oder auch Autoaggression, so über deine Grenzen zu gehen? Spürst du dich und deine gesunden Grenzen überhaupt noch, wenn du verliebt bist oder in einer Beziehung lebst?

Akute Blasenentzündungen haben häufig ihre Ursache in Beziehungskonflikten – Konflikte, in denen wir uns ungerecht behandelt, übergangen oder überfordert fühlen. Sie können Männer ebenso betreffen wie Frauen, da die Blase unmittelbar mit unseren Geschlechtsorganen verbunden ist.

Auch hier zeigt sich durch die Krankheit ein Gefühl, das wir unserem Partner oder unserer Partnerin bisher nicht gezeigt oder gesagt haben. Eine Blasenentzündung unterbricht die körperliche Nähe, bis wir wieder gesund sind. Deshalb nennt man sie auch »Stoppschild« in der Beziehung.

Der schönste Anlass für eine akute Blasenentzündung ist sicherlich das sogenannte Honeymoon-Syndrom – hierbei handelt es sich einfach um eine Überreizung, wenn wir im Liebestaumel die Finger nicht voneinander lassen können. Aber auch dann zeigt der Körper ein Stoppschild, dass wir überreizt sind.

Sobald wir uns auf Nähe oder eine Beziehung einlassen, beginnt der Tanz mit unseren alten Schemata. Wie viel Nähe und wie viel Distanz sind gut für dich? Kannst du nicht »Nein« sagen oder kannst du nicht »Ja« sagen? Fällt es dir grundsätzlich schwer, dich auf Nähe zu einem anderen Menschen einzulassen? Hast du Angst, die Kontrolle zu verlieren oder überwältigt zu werden, so wie du es vielleicht als Kind erlebt hast? Oder verlierst du vollkommen den Kontakt zu dir und funktionierst nur noch, weil das deine beste Überlebensstrategie war? Welche alten Ängste, welche alten Glaubenssätze und Schemata werden bei dir aktiv, wenn es um Beziehungen und Hingabe geht? Welcher seelische Schmerz wird hier sichtbar?

Beziehungen begleiten unser ganzes Leben. Deshalb lohnt es sich ungemein, diese Themen immer wieder genau und achtsam anzuschauen und zu heilen.

KOPFSCHMERZEN – FESTHALTEN ODER LOSLASSEN

Kopfschmerzen sind sehr weit verbreitet und jeder von uns hat sie schon mal erlebt. Sie sind unter anderem auch eine Begleiterscheinung des beschriebenen »Sickness Behaviour« und dienen dazu, uns »stillzulegen«.

Kopfschmerzen tauchen auf, wenn es im Kopf zu voll wird. Wenn zu viel los ist, wir zu viel bedenken müssen oder nicht aufhören können, zu grübeln. Dann werden wir engstirnig und manchmal auch halsstarrig. Kopfschmerzen bekommen wir, wenn wir über unser gesundes Maß hinaus »strammstehen«. Dabei ist nicht nur Arbeitsstress das Problem, sondern oft auch Ehrgeiz. Nicht umsonst gibt es das Phänomen des Spannungskopfschmerzes.

Leistungsdruck, Ehrgeiz, Perfektionismus und Überforderung können uns »Kopfzerbrechen bereiten«, genauso aber auch seelische Konflikte und unterdrückte Gefühle. Zwischenmenschliche Spannungen oder eine Ambivalenz zwischen Nähe und Distanz oder Leistungsbereitschaft und dem Bedürfnis nach Ruhe können zu inneren und äußeren Konflikten führen, aus denen wir dann durch die Kopfschmerzen »rausgezogen« werden. Kopfschmerzen bekommen auch Menschen, die über lange Zeit in einem Dauerkonflikt stehen.

Praxisbeispiel: Ein Patient kam mit so quälenden Kopfschmerzen zu mir, dass er praktisch nicht in der Lage war, sein Leben zu leben. In seinem Inneren tobte ein sehr tiefgreifender Konflikt: Sein Vater war seelisch krank gewesen. Darunter hatte die ganze Familie gelitten. Nun stand er an der Schwelle dazu, sich ein eigenes Leben aufzubauen und beruflich selbstständig zu machen. Tief in seiner Seele quälte ihn die Frage, ob er selbst glücklich oder vielleicht sogar erfolgreich sein dürfte in Anbetracht des bekannten Leids.

Eine weitere Frage kam auf den Tisch: »Bin ich vielleicht auch seelisch krank? Habe ich es überhaupt verdient, mich zu entfalten und glücklich zu sein, oder bricht mein Leben dann ebenfalls zusammen?« Er grübelte gar nicht bewusst über diese Fragen nach, es war mehr als wenn dieser tiefe innere, zum größten Teil unbewusste Konflikt ihn lahmlegen und daran hindern würde, sein eigenen Leben aus Mitgefühl mit dem Leid seiner Eltern zu leben.

Im Gespräch und durch die Körperarbeit ordneten sich die vielen verschiedenen Sorgen. Dadurch konnten wir eine nach der anderen betrachten und abarbeiten. Er bekam langsam das Gefühl, Boden unter den Füßen zu haben. Dadurch wurden auch seine Aktivitäten bezüglich seiner geplanten Selbstständigkeit bodenständiger und damit effektiver und erfolgreicher. Der Erfolg beflügelte seine Kreativität und Leistungsfähigkeit und auf diese Weise wurde er, nachdem er seinen seelischen Dauerkonflikt gelöst hatte, sehr erfolgreich.

Migräne

Migräne ist ein einseitig auftretender Kopfschmerz, der mit Übelkeit und großer Überempfindlichkeit aller Sinne einhergeht. Durch die starken Schmerzen werden die Betroffenen »aus dem Spiel« genommen. Die Migräne erzeugt also geradezu einen extremen Schutzraum. Sie legt uns still und zwingt uns zur Ruhe und zum Alleinsein!

Praxisbeispiel: Ein Patient bekam immer am Freitagabend seine »Wochenendmigräne«. Einerseits quälte ihn das und er litt darunter, dass er nichts mit seiner Familie unternehmen konnte, andererseits hatte er eine sehr dominante und übergriffige Mutter gehabt. Durch die Möglichkeit, Nähe mit seiner Frau und den Kindern zu erleben, wurden scheinbar alte, angstbesetzte Schemata aktiviert, die dann die wachsende familiäre Nähe durch die Kopfschmerzen verhinderten.

In dem Maße, in dem ihm das bewusst wurde, konnte er besser zwischen der alten Geschichte mit seiner Mutter und den neuen Beziehungen zu Frau und Kindern unterscheiden. Stück für Stück verabschiedete er sich innerlich und äußerlich von seiner Mutter. In unseren Gesprächen und der Körperarbeit stärkten und nährten wir sein inneres Kind. Er lernte, sich besser abzugrenzen und seine Familie vor der übergriffigen Art seiner Mutter zu schützen. Die Mutter bzw. Oma bekam ihren Platz im Leben der Familie, war aber nicht mehr das Zentrum der neuen Familie. Seine Klarheit tat nicht nur ihm gut, sondern der ganzen Familie.

Eins möchte ich auch noch erwähnen, Kopfschmerzen können auch durch eine unpassende Brille entstehen, durch ungesunde Nahrungsgewohnheiten und ernsthafte Erkrankungen. Deshalb sollten Kopfschmerzen, die über einen längeren Zeitraum nicht verschwinden, auf jeden Fall ärztlich untersucht werden.

09 | ZUM ABSCHLUSS

SCHLUSSWORTE

So, liebe Leserin, lieber Leser,

ich hoffe, ich konnte dir mit diesem Buch, mit den Informationen, Übungen und Geschichten, die engen Zusammenhänge von Psyche, Körper und Immunsystem näherbringen. Mit dieser neuen Sichtweise eröffnen sich neue Selbstheilungs- beziehungsweise Behandlungsmöglichkeiten, die mit geringem Aufwand zu deiner Gesundheit beitragen können. Und so hoffe ich auch, dass ich die Hemmschwelle senken konnte, dich dir und deinen Beschwerden zuzuwenden.

Die Antworten auf unbewusste seelische Themen können wir nur sehr selten bewusst erdenken. Denn solange wir mit unserem Alltagsbewusstsein über ein Problem nachdenken, sind auch unsere ganzen Filter, Schemata und unbewussten Überzeugungen aktiv.

Erst wenn wir uns die Zeit nehmen und investieren, um aus dem Alltag herauszutreten, können unsere unbewussten verdrängten Gefühle in unser Bewusstsein aufsteigen. Dafür braucht es einen sicheren Raum und dein Wohlwollen dir selbst gegenüber.

Nimm dir also Zeit und sei offen. Lass dich überraschen. Leg alle deinen Annahmen, Vermutungen und Befürchtungen zur Seite und öffne dich für Unerwartetes und für die tiefe verständnisvolle Weisheit aus deinem eigenen Unbewussten. Denn ich bin felsenfest davon überzeugt, dass die Antworten bereits alle in dir bereitliegen. Du selber musst nur das Zuhören wieder lernen.

Die tiefe Wahrheit und Weisheit des Lebens und deiner Seele, die sich dann zeigt, ist immer wieder sehr berührend. Sie ist wertfrei und trifft meistens genau den Punkt. Wir fühlen uns verstanden und der innere Druck löst sich schlagartig. Zusammenhänge, die wir vorher nicht sehen konnten, werden so sichtbar. Der dunkle Schleier lichtet sich, das Gefühl, der Schmerz werden klarer, wir können plötzlich spüren und verstehen, warum wir bisher bestimmte Schritte nicht gegangen sind oder uns etwas nicht erlauben konnten – und stattdessen immer wieder in die Vermeidung, den Angriff, die Verleugnung, die Sucht, oder was auch immer unser System für sein Gleichgewicht benötigt hat, gegangen sind.

Erkenntnisse, die wir gewinnen, wenn wir *mit* unseren Gefühlen leben, haben einen wandelnden Charakter. Das Verständnis führt zu Mitgefühl mit dir selbst, sodass du tatsächlich anfängst, dich aus einem echten, tiefen inneren Wunsch heraus besser zu versorgen. In dem Moment, wo du die Not einmal spüren kannst, in die dein Körper durch deinen lieblosen Lebensstil gerät, in dem Moment begreifst du auch die Zusammenhänge und kannst etwas ändern.

Ich wünsche dir nun viel Freude und Erfolg bei der Reise zu deiner Gesundheit. Damit es etwas einfacher ist, habe ich dir hier noch einmal sieben Schritte zusammengefasst, um dein Symptom besser zu verstehen.

Die 7 Schritte, um dein Symptom zu verstehen

Vor jeder Deutung steht eine ehrliche Analyse des Symptoms und der Umstände, in denen es auftaucht bzw. aufgetaucht ist. Dabei erfährst du sehr viel Wichtiges, auch über seelische Verknüpfungen, die dir vielleicht vorher nicht so klar waren.

Schritt 1: Wann taucht dein Symptom auf?
Tagsüber oder in der Nacht? Bei der Arbeit, zu Hause, unterwegs, im Bett? Nimm dir ein paar Minuten Zeit und beschreibe so genau wie möglich die Situation oder die Umstände, in denen dein Symptom auftaucht. Je genauer du bist, desto aufschlussreicher ist es für dich! – Lass dich überraschen!

Schritt 2: Wodurch verbessert sich das Symptom?

Ruhe, Bewegung, Spazierengehen, Essen, Trinken, Alleinsein, Gesellschaft, Geborgenheit, Schlafen? Druck, Sport?

Im Kontakt mit bestimmten Menschen, in Beziehungen, alleine, mit Tieren, im Wald?

Auch hier gilt, je gründlicher und genauer deine Beschreibung, desto besser. Wenn es dir schwerfällt, dir dafür ausreichend Ruhe und Raum zu nehmen, bist du direkt mit einem alten Muster in Konflikt geraten! Nimm dies als wichtigen Hinweis und versuche es zu einem anderen Zeitpunkt noch einmal.

Schritt 3: Wodurch verschlechtert sich das Symptom?

Im Kontakt mit bestimmten Menschen, Tieren, bei Tätigkeiten, auf der Arbeit? Bei Zeitdruck, Ungerechtigkeit, Missverständnissen, mangelnder Abgrenzung? Durch Wärme, Kälte, bestimmte Nahrungsmittel, Bewegung, Ruhe, Einsamkeit?

Schritt 4: Was genau passiert, bevor dein Symptom auftaucht?

Das ist ein ganz wichtiger Punkt, denn es passiert immer etwas, BEVOR das eigentliche Symptom auftaucht oder sich verschlechtert. Was ist das?

Lass dich überraschen, schreibe die Situation auf, ohne sie zu bewerten oder zu deuten!

Betrachte die Situation eher wie ein Forscher oder eine Forscherin, der oder die zum ersten Mal zu ganz neuen Ufern aufbricht.

Schritt 5: Was tust du, wenn dein Symptom auftaucht?

Bemühst du dich dann um Linderung oder machst du einfach weiter wie zuvor?

Gibt es bewährte Medikamente, Dinge oder Methoden, die dir dann richtig guttun?

Schritt 6: Was tust du nicht, wenn dein Symptom auftritt?

Viele Menschen berichten mir, dass sie ganz bewusst nichts tun, dass sie auf diese Weise dagegen angehen, damit es nicht noch schlimmer wird. Sie haben die Befürchtung, dass sie verweichlichen, je mehr sie darauf eingehen. Das klingt fast wie ein Fluch.

Was tust du nicht?

Oder wie viele Tage erträgst du deine Beschwerden, bevor du dich darum kümmerst?

Schritt 7: Was würde dir wirklich guttun?

Was wünscht du dir schon lange, erlaubst es dir aber nicht, weil …?

Schreib einfach mal deine kühnsten Träume und Herzenswünsche auf – ohne Filter, ohne die Grenzen deines bisherigen Denkens. Du darfst jetzt träumen und wünschen!

Und wer weiß, vielleicht eröffnen sich dann ganz neue Möglichkeiten, Bilder, Ideen, etwas davon umzusetzen.

Wenn du aber gar nicht weißt, was du brauchst oder dir wünschst und was dir guttut, ist es vollkommen unmöglich, etwas davon zu realisieren!

Alle Fragen kannst du gerne auch schriftlich für dich beantworten.

Übung 24: Reise zu deinem Symptom

Setz dich bequem an einen Ort, an dem du ungestört bist. Leg deine Hand auf dein Symptom oder die Körperregion, in der das Symptom sitzt. Nun lenke deine Aufmerksamkeit, auf das, was gerade da ist: vielleicht Druck, Schmerz, Hitze, Fülle, Kälte, Erschöpfung oder innere Unruhe?

Atme mit liebevoller Aufmerksamkeit in deine Hand und in dein Symptom.

Spüre, was es mit dir macht – in genau diesem Moment!

Was passiert genau JETZT mit dir, in deinem Körper, wenn du Kontakt zu deinem Symptom aufnimmst?

Atme in genau das hinein, was du wahrnimmst; nimm dir 5 – 10 Atemzüge Zeit. Weiche nicht zurück, auch wenn es dir unangenehm ist!

Erlaube diesem Gefühl oder Empfinden, etwas größer und deutlicher zu werden. Vielleicht steigen Bilder auf, vielleicht entspannt sich auch etwas in dir?

Verweile 5 – 10 Atemzüge bei diesem Gefühl, das mit deinem Symptom verknüpft ist, erlaube ihm, da zu sein, ohne es zu bewerten oder zu verändern!

Was will dieses Gefühl dir sagen? Worum geht es bei diesem Gefühl?

Lass dich atmen und folge deinem Gefühl, nimmt es dir die Luft zum Atmen?

Blockiert es deine Kraft oder steigt Angst auf, wenn du dich auf dieses Gefühl einlässt?

Wirst du vielleicht wütend, steigen Bilder oder Erinnerungen einer bestimmten Situation auf?

Lass dir Zeit und atme wirklich ganz behutsam und gleichmäßig in deinen Körper und in das Gefühl hinein.

Dann lass es noch ein bisschen größer und deutlicher werden, damit du es noch klarer spüren kannst.

Hat es eine Farbe oder eine Form? Was passiert? Tauchen weitere Bilder auf oder Erinnerungen?

Nimm dir 5 Atemzüge Zeit

Wie lange begleitet es dich schon?

Was ist es?

Nun frage dein Symptom: Was ist deine Aufgabe in meinem Leben?

Folge deiner Atmung, vertraue deinem Spürbewusstsein und empfange die Antwort!

Oft haben unsere Symptome eine positive Aufgabe. Sie schützen uns vor unseren Ängsten oder unserer Wut. Sie vernebeln unsere Wahrnehmung, weil wir es sonst nicht aushalten?

Was ist es bei dir?

Konzentriere dich auf die Frage: Was ist deine Aufgabe in meinem Leben?

Lass dich atmen und folge deinen inneren Impulsen, nimm dir 5 – 10 Atemzüge Zeit dafür.

Wenn du eine klare Antwort bekommen hast, spüre ganz genau hinein, wie es sich anfühlt und was es mit dir und deinen Gefühlen macht? Spüre so genau hinein, das du es aufmalen könntest!

Nun folgt der nächste Schritt:

Frage dein Symptom: Wie würdest du aussehen, wenn du deine Aufgabe in meinem Leben vollkommen erfüllt hättest?

Lass dich atmen und folge deinen inneren Impulsen, nimm dir 5 – 10 Atemzüge Zeit dafür.

Was verändert sich?

Wie sieht dein Symptom jetzt aus? Haben sich Farbe und Form verändert?

Schau genau hin! Spüre ganz genau hin! Was ist anders?

Was macht die Veränderung mit dir? Gibt sie dir Kraft?

Bekommst du eine andere Körperhaltung? Fühlt sich die Symptomzone anders an? Schau so genau hin, dass du auch dieses innere Bild nach der Meditation malen kannst!

Wie fühlt sich die Veränderung genau in deinem Körper an?

Lass zu, dass sich dieses neue Gefühl in deinem ganzen Körper ausbreiten kann. Wird es wärmer oder kühler? Fühlst du dich befreit oder offener? Hat sich etwas geweitet oder entspannt?

Atme 5 – 10 Atemzüge ganz bewusst in dieses Gefühl. Du kannst auch ein »inneres Foto« machen, um dich später jederzeit daran erinnern zu können.

Verweile einige Zeit mit deiner Atmung bei diesem Gefühl, bei deinen Empfindungen.

Atme ganz bewusst.

Dann bedanke dich bei deinen inneren Bildern.

Zum Abschluss nimm noch einmal 3 tiefe Atemzüge

Wenn du etwas Wichtiges gesehen oder erkannt hast, schreibe oder male es dir auf.

Du kannst gerne all deine Bilder oder Impulse notieren, auch wenn sie im ersten Moment vielleicht keinen Sinn ergeben. Lass dich überraschen, manches wird klarer, wenn du es später durchliest.

Ich danke meiner Krankheit

Ich danke meiner Krankheit, denn sie passt gut auf mich auf! Sie gibt mir Grenzen, wo es mir schwerfällt, welche zu setzen. Sie erinnert mich daran, zu essen, wenn ich hungrig bin, zu trinken, wenn ich durstig bin, und zu ruhen, wenn ich müde bin. Eigentlich ist das alles selbstverständlich, aber ich bin so lange über meine Grenzen gegangen, bis mein Körper mich zur Ordnung gerufen hat. Ich danke meiner Krankheit, denn sie hilft mir jetzt, auf die Dinge zu achten, die ich immer übergangen habe.

Ich danke meiner Krankheit, denn sie passt gut auf mich auf.

von einer Patientin

ÜBERSICHT: ALLE ÜBUNGEN AUF EINEN BLICK

DANKSAGUNG

Zuallererst möchte ich meinem Lektor Hauke Prigge danken für die herzliche, kluge, sehr geduldige und professionelle Unterstützung von der ersten Idee bis zur vollständigen Verwirklichung dieses Buches. Ich danke dem Kamphausen Verlag für das Vertrauen und die Chance, dieses Buch, das mir so am Herzen liegt, zu veröffentlichen. Ich danke Marianne Nentwig für ihre professionelle Begleitung auf dem Weg zum fertigen Buch und meiner Lektorin Ursula Kollritsch für ihre Klarheit und ihr gutes Auge.

Meinen Patienten danke ich von ganzem Herzen für ihr Vertrauen und für ihre Geschichten, denn ohne sie wäre dieses Buch gar nicht möglich gewesen. Auch möchte ich mich bei den wundervollen, klugen, einfühlsamen und bodenständigen Menschen bedanken, die mich auf meinem beruflichen Werdegang begleitet und unterstützt haben. Ich danke euch für die Weisheit und die Liebe, mit der ihr meinen Horizont auf allen Ebenen erweitert habt und für die tiefe Integrität und Bodenständigkeit, die bis heute in meine Arbeit hineinwirken.

Und zuletzt möchte ich mich bei meinem Sohn und allen Menschen bedanken, die mich wochenlang in einer Art Ausnahmezustand ertragen mussten. Denn ein großer Teil meiner Aufmerksamkeit war vollkommen abgetaucht, was immer wieder zu merkwürdigen – aber auch zu lustigen Situationen geführt hat.

Literaturverzeichnis

Alt, Franz (Hrsg.): Das C. G. Jung Lesebuch. Walter Verlag, Olten, 1983.

BÄUERLE, ROLAND: Körpertypen. Simon & Leutner, Berlin 2015.

BESDOVSKY, HUGO U. A.: The immune response evokes changes in brain noradrenergic neurons. Sience 1983, 221, S. 564 ff.

BLALOK, EDWARD U. SMITH, E. M.: Conceptual development of the immune system as a sixth sense. Brain Behav Immun 2007, 21, S. 23–33.

BOADELLA, DAVID: Befreite Lebensenergie. Kösel Verlag, Kempten 1991.

BOADELLA, DAVID: Biosynthese-Therapie. Transform, Oldenburg 1989.

BOADELLA, DAVID: Wilhelm Reich. Scherz Verlag, Bern 1981.

BOYSEN, GERDA U. A.: Von der Lust am Heilen. Kösel Verlag, Kempten, 1995.

DAHLKE, RÜDIGER DR.: Krankheit als Sprache der Seele. Be-Deutung und Chance der Krankheitsbilder. Goldmann Verlag, München 1997.

DAHLKE, RÜDIGER DR.: Krankheit als Symbol. Ein Handbuch der Psychosomatik. Symptome, Be-Deutung, Einlösung. C. Bertelsmann Verlag, München 2007.

DAHLKE, RÜDIGER DR. U. KLEIN, NICOLAUS.: Das senkrechte Weltbild. Symbolisches Denken in astrologischen Urprinzipien. Heyne Verlag, München1990.

DAK: Gesundheitsbericht 2018, www.dak.de

DUDAI, YADIN: The schaky trace. Nature 686–7, 2000.

EBERWEIN, WERNER: Impulse von innen. Transform Verlag, Oldenburg 1993.

ESCH, TOBIAS PROF. DR.: Der Selbstheilungscode. Beltz Verlag, Weinheim, Basel 2018.

ESCH, TOBIAS PROF. DR.: Die Neurobiologie des Glücks. Thieme Verlag, Stuttgart 2017.

ESTÉS, CLARISSA PINKOLA: Die Wolfsfrau. Heyne Verlag, München 1993.

FRANZ, MARIE LOUISE VON: Das weibliche im Märchen. Adolf Bonz Verlag, Stuttgart 1977.

FRANZ, MARIE LOUISE VON: Der Schatten und das Böse im Märchen. Kösel Verlag, München 1985.

FREUDENBERGER, HERBERT: Burn-out bei Frauen. Fischer, Frankfurt am Main 2012.

FREUDENBERGER, HERBERT: Staff Burn-out, in Journal of Social issues, 30 Jg., Nr. 1, 1974, S. 159–165.

GRUEN, ARNO: Der Verrat am Selbst. Die Angst vor Autonomie bei Mann und Frau. dtv Verlag, München 1986.

HAY, LOUISE: Gesundheit für Körper und Seele. Heyne Verlag, München 1984.

HAY, LOUISE: Herzensweisheiten. Lüchow Verlag, Bielefeld 2012.

HAY, LOUISE: Wahre Kraft kommt von innen. Allegria Verlag, Berlin 2013.

HEBB, DONALD ODING: The organization of Behaviour: A Neuropsychlolgical Approach, Wiley, New York 1949.

HELLINGER, BERT: Mit der Seele gehen. Herder Verlag, München 2001.

HELLINGER, BERT: Ordnungen der Liebe. Knaur Verlag, München 2002.

HELLINGER, BERT: Zweierlei Glück. Goldmann Verlag, München 2002.

HENDRICKS, GAY: The big Leap. Conquer Your Hidden Fear and Take Life to the Next Level. Harper, New York 2010.

HENDRICKS, GAY U. HENDRICKS, KATHLYN: Die neuen Körpertherapien. Persönlichkeitsentwicklung durch Integration von Körper und Emotionen. Knaur Verlag, München 1994.

HENDRICKS, GAY U. HENDRICKS, KATHLYN: Liebe macht stark. Mosaik Verlag, München 1999.

HENDRICKS, GAY U. HENDRICKS, KATHLYN: Centering the Art of Intimacy. Simon&Schuster, New York, 1992.

HÜTHER, GERALD PROF. DR.: Bedienungsanleitung für ein menschliche Gehirn. Vandenhoeck & Ruprecht, Göttingen 2010.

HÜTHER, GERALD PROF. DR.: Biologie der Angst. Vandenhoeck & Ruprecht, Göttingen 2012.

HÜTHER, GERALD PROF. DR.: Die Macht der inneren Bilder. Vandenhoeck & Ruprecht, Göttingen 2014.

HÜTHER, GERALD PROF. DR.: Was wir sind und was wir sein könnten. Fischer Verlag, Frankfurt am Main 2013.

JOHNSON, STEPHEN PH. D.: Charakter-Transformation. Transform, Oldenburg 1990.

JOHNSON, STEPHEN PH. D.: Veränderung durch Therapie. EHP Verlag, Köln 2007.

JUNG, CARL GUSTAV: Archetypen. dtv, München 1993.

JUNG, CARL GUSTAV: Der Mensch und seine Symbole. Walter Verlag, Olten 1993.

JUNG, CARL GUSTAV: Symbole und Traumdeutung. Walter Verlag, Olten 1989.

KAST, VERENA PROF.: Abschied von der Opferrolle. Herder Spektrum, Freiburg 2004.

KAST, VERENA PROF.: Der Schatten in uns. Patmos, Düsseldorf 2018.

KAST, VERENA PROF.: Familienkonflikte im Märchen. Walter Verlag, Olten 1984.

KAST, VERENA PROF.: Lebenskrisen werden zu Lebenschancen. Herder Spektrum, Freiburg 2003.

KAST, VERENA PROF.: Väter-Töchter, Mütter-Söhne. Kreuz, Freiburg 2000.

KAST, VERENA PROF.: Wege aus Angst und Symbiose. Walter Verlag, Olten 1982.

KEELEMANN, STANLEY: Verkörperte Gefühle. Kösel Verlag, Kempten 1999.

KLAUS, MARSHALL H., PHILLIS H.: Neugeboren. Das Wunder der ersten Lebenswochen. Kösel Verlag, Kempten 1985.

KLUSSMANN RUDOLF: Psychosomatische Medizin. Ein Kompendium für alle medizinischen Teilbereiche. Springer, Freiburg 1996.

KÖSTER, WALTER PROF. DR.: Spiegelungen zwischen Körper und Seele – Erkennen Sie psychosomatische Zusammenhänge des Heilens aus der Sicht eines erfahrenen Homöopathen. Karl F. Haug Fachbuchverlag, Heidelberg 2001.

KURTZ, RON: Hakomi. Kösel Verlag, Kempten 1994.

KURTZ, RON: Körperzentrierte Psychotherapie. Synthesis, Essen 1988.

LEVINE, PETER A.: Trauma Heilung. Synthesis, Essen 1998.

LEVINE, PETER A.: Trauma und Gedächtnis. Synthesis, Essen 2016.

LOWEN, ALEXANDER: Bio-Energetik. Rowohlt, Hamburg 1987.

LOWEN, ALEXANDER: Liebe und Orgasmus. Goldmann Verlag, München 1993.

LOWEN, ALEXANDER: Lust. Goldmann Verlag, München 1994.

LURKER, MANFRED: Wörterbuch der Symbolik. Kröner, Stuttgart 1985.

MALY, WOLFGANG: Die Maly-Meditation. Knaur, München 2012.

MARKERT, CHRISTOPHER: Yin Yang. Econ, Berlin 1983.

MARSHALL, KLAUS U. KENELL, JOHN: Mutter-Kind-Bindung. Kösel Verlag, München 1983.

MIKETTA, GABY: Netzwerk Mensch. Trias, Stuttgart 1991.

NEUMANN, ERICH: Amor und Psyche. Walter Verlag, Olten 1995.

NEUMANN, ERICH: Die große Mutter. Walter Verlag, Olten 1987.

PENNEBAKER, JAMES: Sag, was dich bedrückt. Die befreiende Kraft des Schreibens. Econ Verlag, Düsseldorf 2001.

PENNEBAKER, JAMES: Heilung durch Schreiben. Ein Arbeitsbuch zur Selbsthilfe. Huber Verlag, Bern 2009.

PESESCHKIAN, NOSSRAT PROF. DR.: Psychosomatik und Positive Psychotherapie, Fischer, Frankfurt am Main 2005.

PESESCHKIAN, NOSSRAT PROF. DR.: Was haben Sie auf dem Herzen? Trias, Stuttgart 2013.

PIERRAKOS, JOHN C.: Core Energetik. Synthesis, Essen 1987.

REMMERT, ELISABETH U. HOLITZKA, MARLIES.: Systemische Familien-Aufstellung. Schirner, Darmstadt 2001.

REMMERT, ELISABETH U. HOLITZKA, MARLIES: Systemische Paar-Aufstellungen. Schirner, Darmstadt 2001.

REICH, WILHELM: Charakteranalyse. Fischer, Frankfurt am Main 1972.

REICH, WILHELM: Die Funktion des Orgasmus. Kiepenheuer & Witsch, Köln 1969.

RIEDEL, INGRID PROF. DR.: Die weise Frau in uralt-neuen Erfahrungen. Walter Verlag, Olten 1995.

RIEDEL, INGRID PROF. DR.: Farben. Kreuz, Freiburg 1987.

RIEDEL, INGRID PROF. DR.: Formen. Kreuz, Freiburg 1987.

RIEMANN, FRITZ: Grundformen der Angst. Pfeiffer, Hersbruck 1991.

ROEDIGER, ECKHARD: Schematherapie. Schattauer, Stuttgart 2016.

ROSENBERG, JACK LEE: Körper, Selbst und Seele. Transform, Oldenburg 1989.

ROTH, GERHARD PROF. DR. DR. U. STRÜBER, NICOLE: Wie das Gehirn die Seele macht, Klett-Cotta, Stuttgart 2014.

TIPPING, COLIN: Ich vergebe. Der radikale Abschied vom Opferdasein. J. Kamphausen Verlag, Bielefeld 2010.

TIPPING, COLIN: Radikale Selbstvergebung. Die praktischen Schritte. Integral Verlag, München 2009.

RÜEGG, JOHANN CASPAR PROF. DR. MED.: Die Herz-Hirn-Connection. Schattauer, Stuttgart 2012.

RÜEGG, JOHANN CASPAR PROF. DR. MED.: Gehirn, Psyche und Körper. Schattauer, Stuttgart 2014.

RÜEGG, JOHANN CASPAR PROF. DR. MED.: Mind & Body. Schattauer. Stuttgart 2017.

SCHAEF, ANNE: Die Flucht vor Nähe. dtv, München 2002.

SCHÄFER, THOMAS: Wenn Dornröschen nicht mehr aufwacht. Knaur, München 2001.

SCHMIDT-FAHRNER, CHRISTINE: Spielregeln der Liebe. dtv, München 1997.

SCHUBERT, CHRISTIAN PROF. DR. DR.: Psychoneuroimmunologie & Psychotherapie. Schattauer, Stuttgart 2014.

SCHUBERT, CHRISTIAN PROF. DR. DR.: Was uns krank macht, was uns heilt. fischer & gann, Munderfing 2016.

SCHUBERT, CHRISTIAN PROF. DR. DR.: Psychoneuroimmunologie Einführung, Fachtag Hanau, 11. 10. 2012.

SCHUBERT, CHRISTIAN PROF. DR. DR.: Psychoneuroimmunologie Teil 2, Fachtag Hanau, 11. 10. 2012.

SCHUBERT, CHRISTIAN PROF. DR. DR.: Der verletzliche Mensch biopsychosozial, DVD 2014.

SICHTERMANN, BARBARA: Leben mit einem Neugeborenen. Fischer, Frankfurt am Main 2001.

SOLTER, ALETHA J.: Warum Babys weinen. Kösel Verlag, München 1998.

TIETZE, HENRY G.: Organsprache von A–Z. Knaur, München 1993.

ÜEXKÜLL, THURE VON: Grundfragen der psychosomatischen Medizin. Rowohlt, Berlin 1985

ÜEXKÜLL, THURE VON: Psychosomatische Medizin. Urban & Fischer, München 2001.

ÜEXKÜLL, THURE VON: Psychosomatische Medizin. Urban & Fischer, München 2018.

WILSON-SCHAEF, ANNE: Im Zeitalter der Sucht. dtv, München 1993.

ZÄNKER, KURT S.: Kommunikationsnetzwerke im Körper. Spektrum, Heidelberg 1991.

ZUKAV, GARY: The Seat of the Soul. Simon & Schuster, New York 2014.

INTERNETHINWEISE

Scobel, 3Sat, Heile dich selbst, Psychoneuroimmunologie:

www.3sat.de / wissen / scobel

Scobel, 3Sat, Scobel, 3Sat, Psychoneuroimmunologie die Einheit von Körper und Geist:

www.3sat.de / wissen / scobel

Maly, Wolfgang: Die Maly-Meditation:

www.youtube.com > Maly Meditation

Esch, Tobias Prof. Dr.: Die Neurobiologie des Glücks:

www.youtube.com > Die Neurobiologie des Glücks

Die Videos sind auf den Internetseiten unter den genannten Stichpunkten zu finden.

ÜBER DIE AUTORIN

Anette Dröge unterstützt Menschen dabei, im Sinne der psychosomatischen Betrachtungs- und Heilweise eine Brücke zwischen Kopf und Körper zu schlagen, um die gesunde Balance zwischen Körper, Seele und Immunsystem wiederherzustellen.

Sie greift auf ihre Erfahrung und Expertise aus 25 Jahren eigener Praxistätigkeit in Berlin zurück. Die Grundlage dafür bildet neben einer dreijährigen Heilpraktiker-Ausbildung, in der sie zahlreiche alternative Therapiemethoden kennenlernte, eine 5-jährige Psychotherapie-Ausbildung in Transformativer Körperpsychotherapie am renommierten Pfad-Zentrum Berlin. Seitdem hat sich Anette Dröge vielfältig weitergebildet, beispielsweise mit einem mehrjährigen Training in Gestalttherapie oder auch in Familien- und Symptomaufstellung, des Weiteren in Traumatherapie und Arbeit mit dem inneren Kind.

Die tiefe Weisheit, die auftaucht, wenn sie sich mit den Klienten dem Symptom zuwendet, fasziniert und berührt Anette Dröge immer wieder sehr. Jeder Fall erzählt eine ganz eigene und ganz persönliche Geschichte.

In der Arbeit kombiniert Anette Dröge Körperorientierte Psychotherapie, Coaching, klassische Homöopathie und Coaching mit Pferden. Mit Leidenschaft und Fachwissen ermutigt sie sowohl ihre Klienten als auch ihre Leser dazu, sich auf wohlwollende Weise mit ihren Beschwerden und inneren Konflikten auseinanderzusetzen. So wird es möglich, dem Fluss des Lebens auf gesunde Weise und mit größerer Flexibilität und Lebendigkeit zu begegnen.

Für weitere Informationen, Seminare und Termine:
www.anette-droege.de
Anette Dröge
Xantener Strasse 6
10 707 Berlin-Charlottenburg
E-Mail: info@anette-droege.de

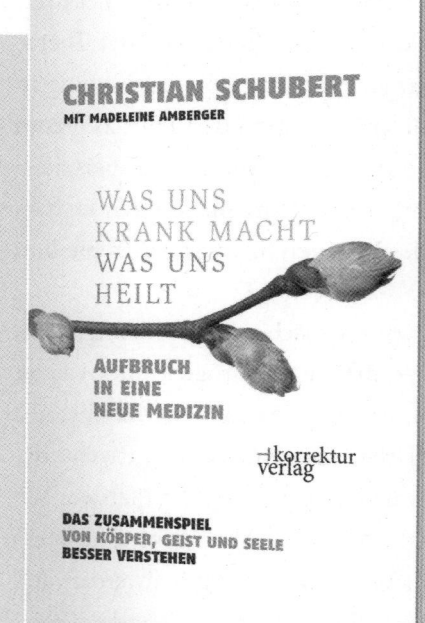
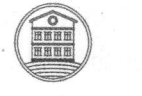